Informationsschrift

Redaktion
EDWIN LACHNIT, PETER NOEVER,
ANGELA VÖLKER

Gestaltung
PETER NOEVER

Graphische Mitarbeit
HEINZ GROSSKOPF

Fotos
GERHARD ABA, ANTON FESL, HEINZ
GROSSKOPF, CLARISSE GRUMBACH-PALME,
GEORG MAYER, WLADIMIR NARBUTT-LIEVEN,
LUDWIG NEUSTIFTER, MANFRED RAHS,
EKKEHARD RITTER, INGRID SCHINDLER

Englische Übersetzung
MEREDITH SCHNEEWEISS

Druck
Leykam Universitätsbuchdruckerei Ges.m.b.H.,
8054 Graz, Ankerstraße 4

Printed in Austria

ISBN 3-900688-00-1

Vertrieb
Gesellschaft für Österreichische Kunst/
Austrian Art Society
A-1010 Wien, Stubenring 5



*English Summary page 84*

Das Österreichische Museum für angewandte Kunst dankt dem Bundesministerium für Wissenschaft und Forschung für die Unterstützung der Informationsschrift

ÖSTERREICHISCHES MUSEUM FÜR ANGEWANDTE KUNST
WIEN

Herausgegeben von Peter Noever

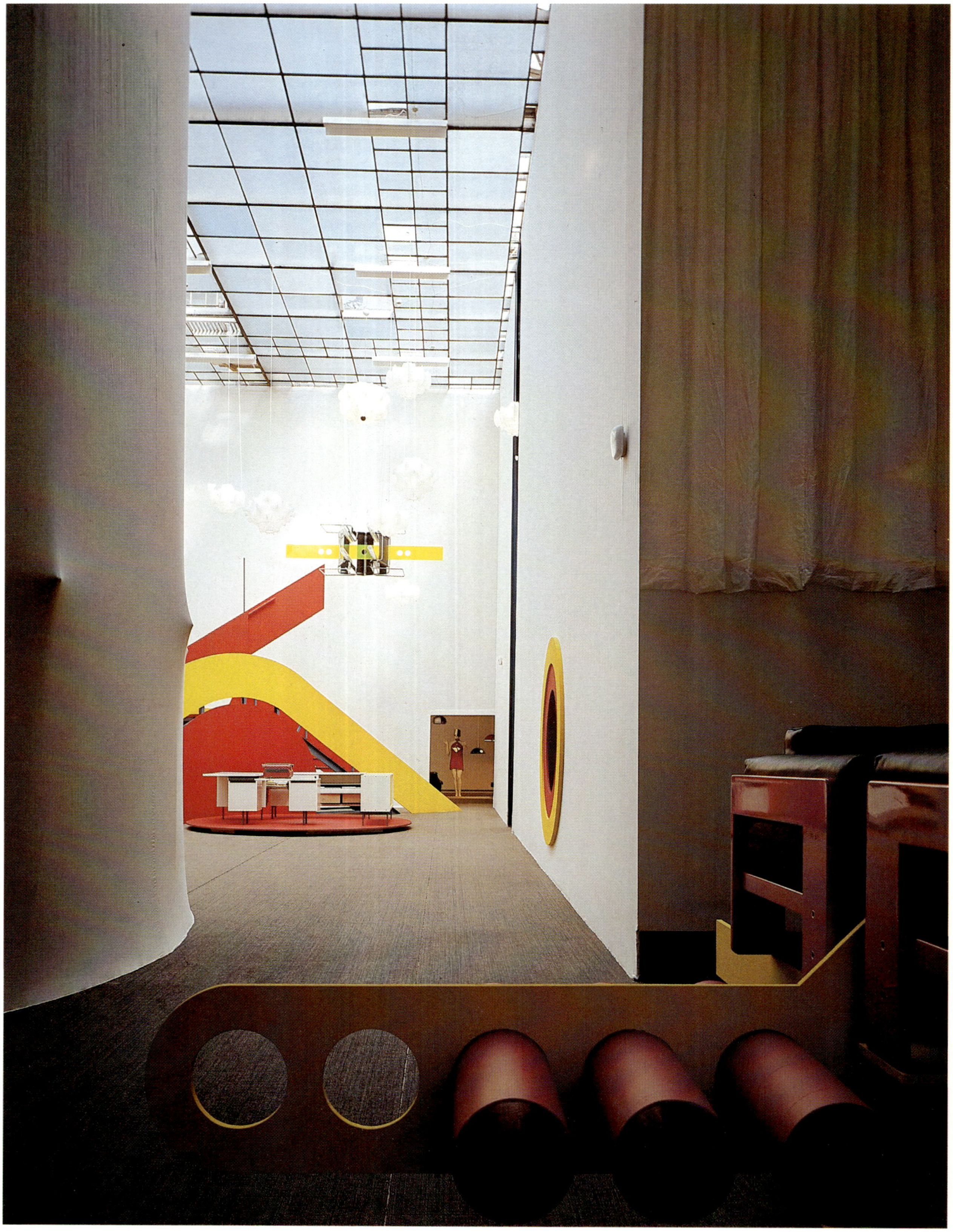

Die erste von Hans Hollein gestaltete Ausstellung *Selection 66* (Initiator Peter Noever) fand 1966 im Österreichischen Museum für angewandte Kunst statt

PETER NOEVER

# Zurück zur Gegenwart

Die museale Zementierung aktueller Kunstströmungen ist immer problematisch und raubt dem Kunstwerk allmählich die eigentliche Kraft und Bedeutung. Dies vor allem dann, wenn man Kunst als jenen Prozeß der Phantasie, der Spontanität und der Intuition, der in der Distanz zur jeweiligen Gesellschaft, abseits von Ideologie, in der Isolation entsteht, betrachtet.
Wenn Kunst also vor allem jene magische Kraft, die vom Gefühl geboren wird und ausschließlich das Gefühl anspricht, bedeutet, muß es die Aufgabe eines Kunstmuseums sein, immer wieder eine neue Interpretation, die nie endgültig sein kann, anzustreben. Nur so ist es möglich, die wesentlichen Momente der Kunst – das Lebendige, das Widerlegende, vielleicht auch das Brutale, die Suche nach neuen Dimensionen, die Auseinandersetzung mit der Gegenwart und der Zukunft, die Ablehnung der etablierten Ordnung – auch über den Zeitpunkt des Entstehens hinaus zu transportieren.
Welche Aufgaben hat heute das *Museum für Kunst und Industrie,* seit 1947 in *Österreichisches Museum für angewandte Kunst* umbenannt?
Viele der Wiener Museumsbauten sind im 19. Jahrhundert entstanden; der Geist von damals ist unverändert geblieben. Die Erhaltung des großen kunst- und kulturgeschichtlichen Erbes bindet Energien und finanzielle Mittel, die von der Republik kaum mehr bewältigt werden können. Andererseits gibt es jetzt, zum Ausklang des 20. Jahrhunderts, wieder große Pläne für Museumsneubauten. Wien folgt damit durchaus einem schon seit längerem bestehenden internationalen Trend.
Heute, wo die Aufarbeitung der österreichischen Kultur- und Geistesgeschichte im Mittelpunkt steht, ist es um so wichtiger, den kreativen Kräften der Gegenwart jede denkbare Chance zu geben, sie herauszufordern, und ihnen jene Möglichkeiten einzuräumen, die für ihre Entfaltung und Wirkung erforderlich sind. Gerade dieser bedeutende Aspekt wird gegenwärtig von den Museen vernachlässigt.
Die Aufgabe des *Österreichischen Museums für angewandte Kunst* wird es sein, sich als neuen Typus zu begreifen, neue Einsichten zu vermitteln und somit die bisher kaum wahrgenommenen Aufgaben, wie die Auseinandersetzung mit Kunstwerken unserer Zeit und den Dialog mit Künstlern, in den Vordergrund zu stellen.
So gesehen muß das *Österreichische Museum für angewandte Kunst* als sich entwickelnde Institution neue Themen aufgreifen, Fragen stellen und nicht müde werden, einen Ansatzpunkt zu suchen, der allmählich ein neues Selbstverständnis und einen Ansatz für neue Entwicklungen dokumentiert und bewirkt.
Gleichzeitig muß der mit der Museumsgründung verbundene Auftrag, nämlich die Förderung kunsthandwerklicher Tätigkeit und Produkte, sowie die Hebung des Geschmacks, weiterverfolgt und den gegenwärtigen Anforderungen angepaßt werden. Somit ist es eine weitere Zielsetzung dieses Museums, unterschiedliche Themen in einen komplexen Zusammenhang zu stellen und damit die Wirkung von Gestaltung, Objektalltag, Verpackung, Werbung, schöpferischer und ästhetischer Qualität in einer den jeweiligen Themen entsprechenden Weise überzeugend sichtbar zu machen. Das *Österreichische Museum für angewandte Kunst* sieht auch seine Aufgabe in der kontinuierlichen Befassung mit der geschichtlichen Entwicklung der Produktkultur; dazu bietet es in der bestehenden Form ideale Voraussetzungen.
Wenngleich das Analysieren der Auswirkungen des Industriedesigns und damit unserer Umgebung, genauso wie die Rückkoppelung vom Benützer zum Hersteller und zum Designer, die so gut wie nicht vorhanden ist, ein vordringliches Thema darstellt, muß die schöpferische Komponente, der Dialog mit Künstlern und Kunstwerken, im Vordergrund der Arbeit stehen. Eine zunehmende Spezialisierung, eine Verwissenschaftlichung dieser Thematik würde keine neuen Ansätze bringen. Die Orientierung an der Kunst muß auch hier die übergeordnete Zielsetzung sein.
Die wertvollen und umfangreichen Sammlungen bedürfen einer kontinuierlichen wissenschaftlichen Bearbeitung und restaurativen Pflege. Dabei ist eine Neudefinition in bestimmten Zeitabschnitten, vor allem jener Sammlungselemente, die der Öffentlichkeit zugänglich sind, und somit neue Wege der Informationsvermittlung und der Präsentation unbedingt geboten. Ein erster Schritt wird es sein, erstmals umfassende Publikationen über die Bestände des *Österreichischen Museums für angewandte Kunst* zu veröffentlichen.
Um aus dem Museum wieder einen vitalen Ort der Informationsvermittlung entstehen zu lassen, darf nicht verabsäumt werden, neue und aktuelle Tendenzen zu zeigen und brisante Themen zur Diskussion zu stellen. Solche Aktivitäten werden sich

nicht ausschließlich auf Ausstellungen beschränken können.
Einerseits ist geplant, und damit wurde bereits begonnen, mit kleineren Veranstaltungen auf aktuelle Themen schnell zu reagieren; andererseits geht das Bestreben dahin, große und anspruchsvolle Ausstellungen, richtungsweisend in Form und Inhalt, zu präsentieren. Damit soll die Individualität, die Erscheinungs- und Ausdrucksform des *Österreichischen Museums für angewandte Kunst* in Hinkunft dokumentiert werden.
Die Erweiterung der bestehenden Sammlung erfolgt unter ähnlichen Gesichtspunkten.

Zurück zur Gegenwart bedeutet auch, die Öffentlichkeit verstärkt in die Tätigkeit des Museums einzubeziehen, zu informieren und Interesse an der Auseinandersetzung mit zeitnahen Themen zu wecken, wobei die Erkenntnisse solcher vielschichtiger Veranstaltungen ausgewertet, für die weitere Tätigkeit des Museums berücksichtigt und allen Interessierten problemlos zugänglich gemacht werden müssen.
Mein Bestreben ist es, in enger Zusammenarbeit mit den im Haus Tätigen, zu Ansehen und Bedeutung des *Österreichischen Museums für angewandte Kunst* beizutragen.

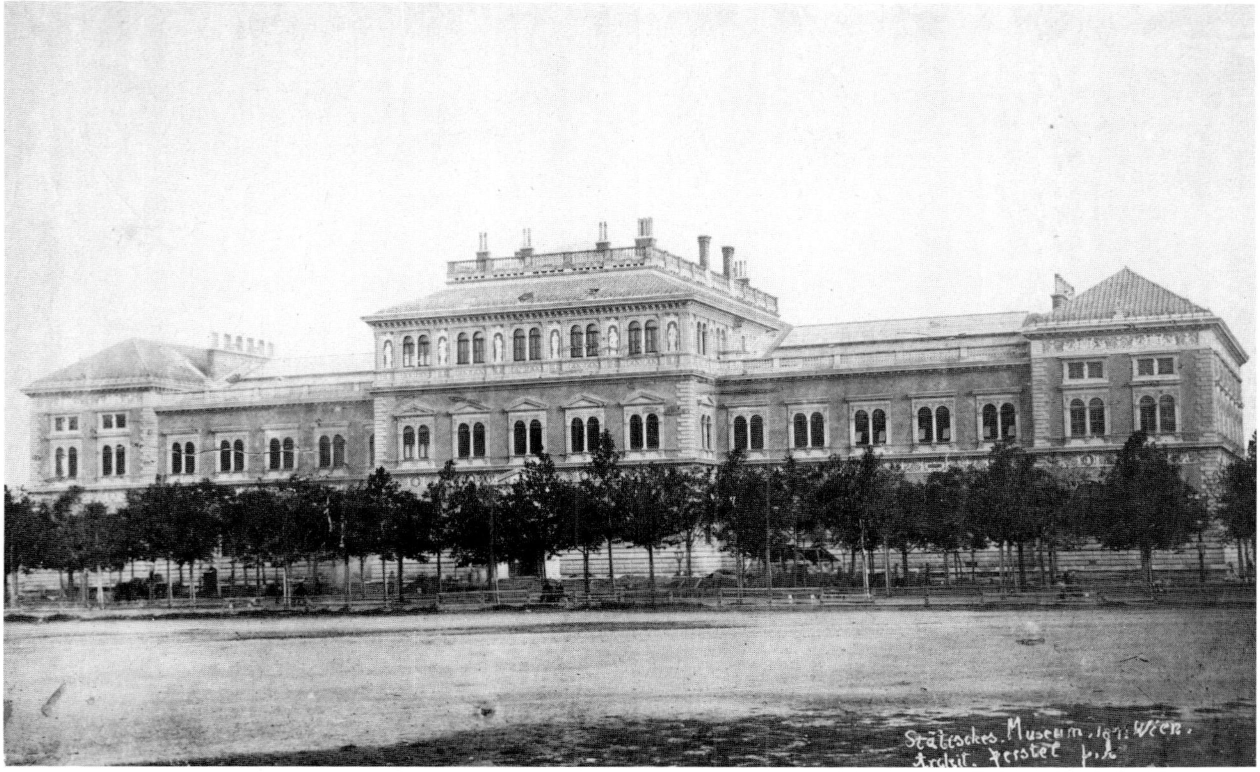

Österreichisches Museum für angewandte Kunst, erbaut nach Plänen von Heinrich von Ferstel 1368–1871. Ansicht Stubenring aus dem Jahr 1871

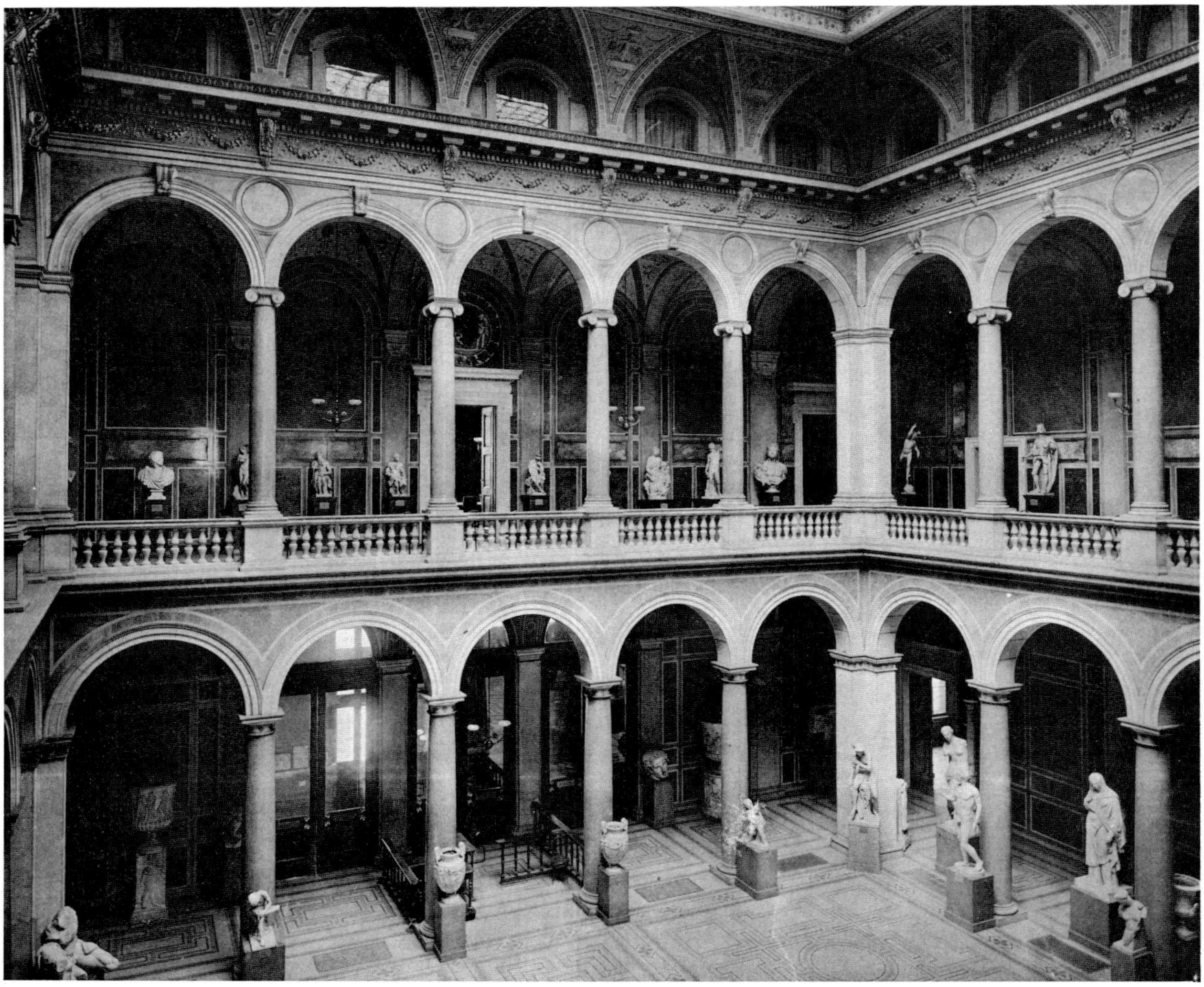

Arkadenhof

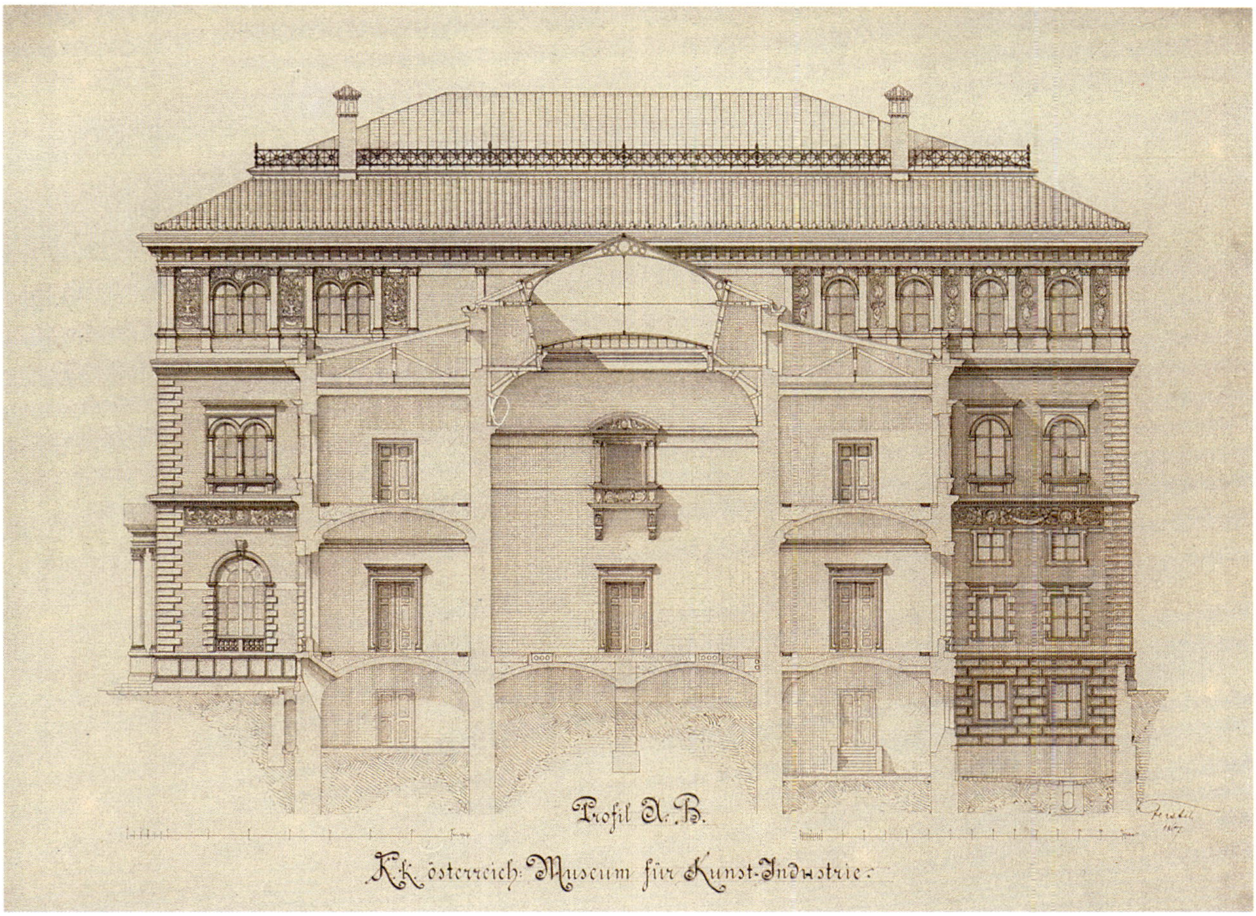


HEINRICH VON FERSTEL, Schnitt, 1867. Feder in Schwarz, Rot, Blau, Braun

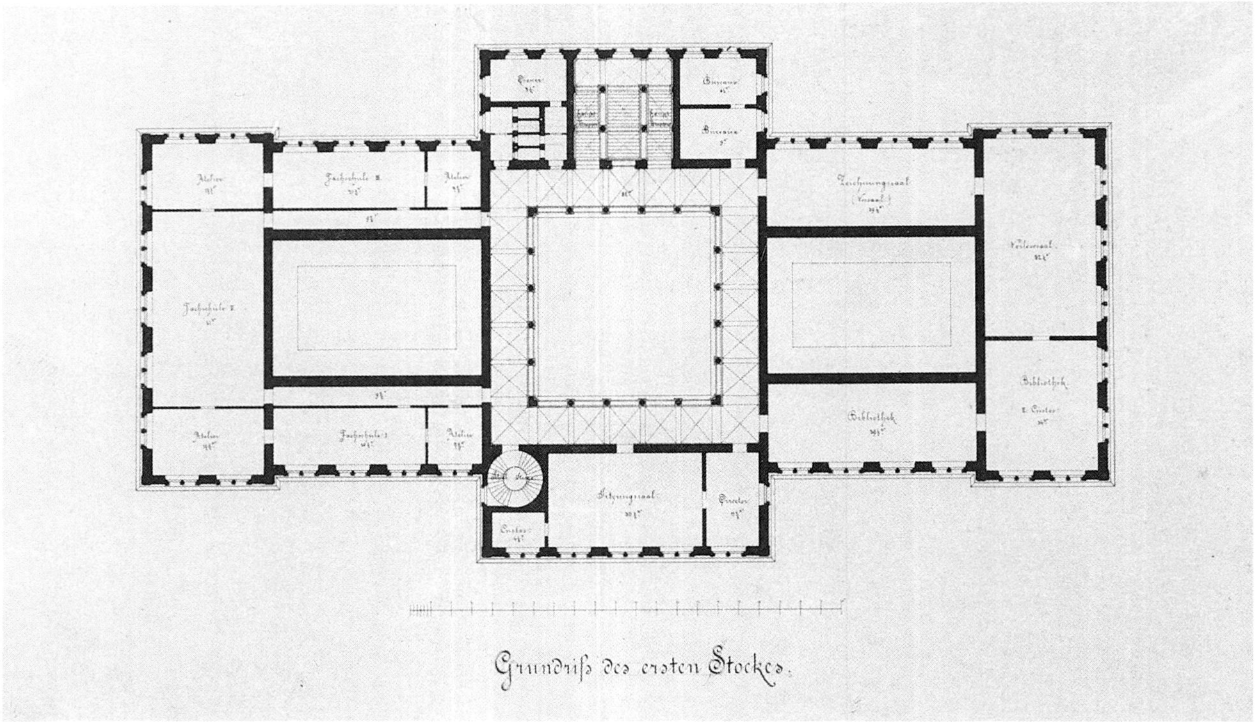


HEINRICH VON FERSTEL, Grundriß des ersten Stockes, 1866. Feder in Schwarz, braune Deckfarbe

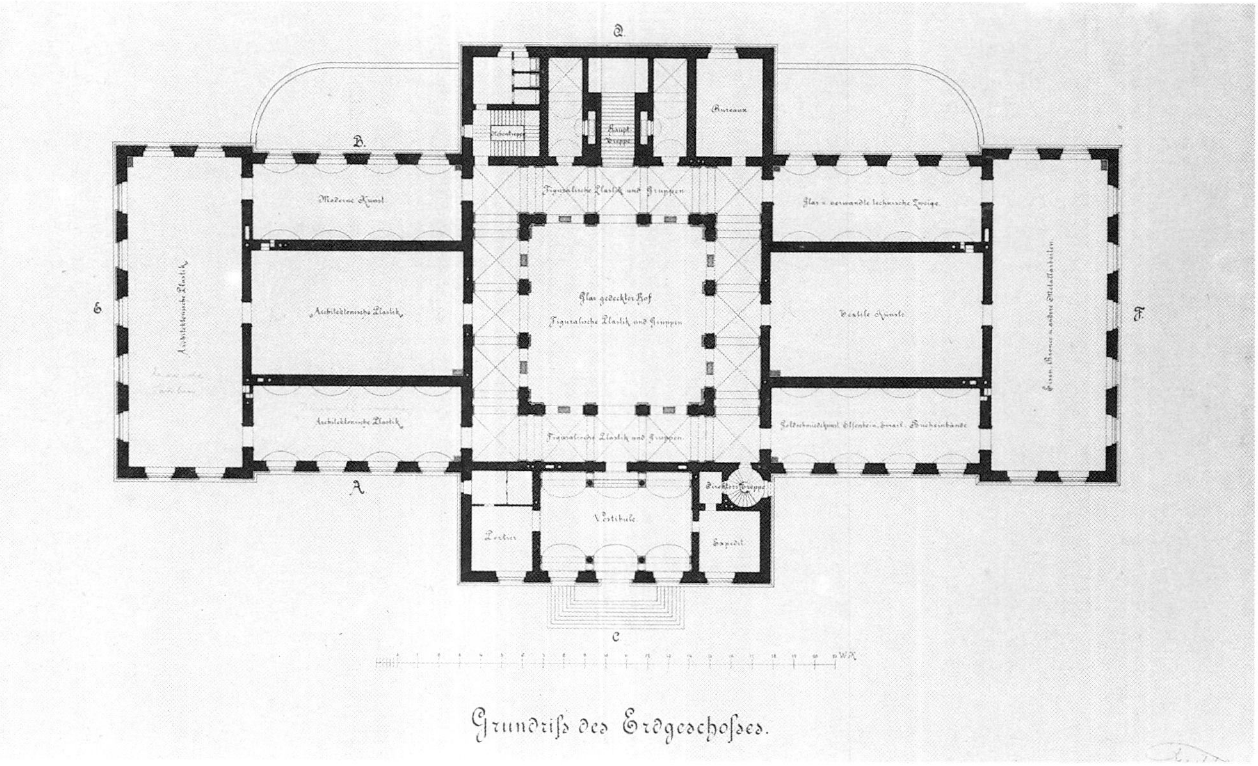


HEINRICH VON FERSTEL, Grundriß des Erdgeschosses, 1866. Erste Entwurfszeichnung, mit kleinen Veränderungen ausgeführt. Feder in Schwarz, braune Deckfarbe

HANNA EGGER/EDWIN LACHNIT

# Ein Museum für die Zukunft

## Zur Geschichte des österreichischen Museums für angewandte Kunst

Das *Österreichische Museum für angewandte Kunst* wurde 1864 gegründet. Es führte damals den Namen *Österreichisches Museum für Kunst und Industrie* und nahm im heimischen Musealwesen eine Sonderstellung ein. Während andere Kunstsammlungen in privater oder kirchlicher Hand, vor allem aber im Besitz des Kaiserhauses, Jahrhunderte hindurch stetig gewachsen waren, noch nach ihrer Umwandlung in öffentlich zugängliche Museen im 19. Jahrhundert den Charakter der individuellen Kunstliebhaberei ihrer Eigentümer widerspiegelten und auch von Künstlern verwaltet wurden, entstand das *Österreichische Museum* nach einem wissenschaftlichen Konzept mit einer fest umrissenen, didaktischen Aufgabenstellung. Wie aus den Gründungsstatuten hervorgeht, sollte es durch eine beispielhafte Sammlung älterer Kunstwerke das ästhetische Empfinden der Gegenwart läutern und das zeitgenössische kunstgewerbliche Schaffen fördern. Eine pragmatische Geschichtsauffassung also, die ihre Früchte erst tragen sollte; eine kunsthistorische Kollektion als Vorbild für die Zukunft.
Diese auf dem Kontinent neuartige Vorgangsweise geht auf eine englische Anregung zurück. 1852 war in London das *South Kensington-Museum* (heute *Victoria and Albert-Museum)* gegründet worden, das durch seine Sammlungen sowie durch die angeschlossene Schule die qualitative Verbesserung des englischen Kunstgewerbes anstrebte. Einer der Initiatoren dieses Unternehmens war der deutsche Architekt und spätere „Ringstraßenbaumeister“ Gottfried Semper, der nicht nur mit seinen Bauten, sondern auch mit seinen kunstschriftstellerischen Arbeiten Bedeutung erlangte. Er leitete die künstlerische Idee von den Erfordernissen des Gebrauchszwecks, von den Bedingungen des Rohstoffs und dessen handwerklicher Bearbeitung ab und wendete sich gegen die Trennung von „hoher“ Kunst und weniger geschätztem Kunsthandwerk. Mit seiner „praktischen Ästhetik“ wurde Semper zum führenden Theoretiker der historischen Kunstgewerbereform.
Die Wirksamkeit dieser Maßnahmen offenbarte sich auf der Londoner Weltausstellung 1862. Der österreichische Delegierte für bildende Kunst, *Rudolf Eitelberger* (1817–1885) erstattete einen offiziellen Bericht über den Aufschwung, den das englische Kunsthandwerk während der zehnjährigen Tätigkeit des *South Kensington-Museums* genommen hatte. Eitelbergers Ansichten deckten sich weitgehend mit denen Sempers. Er kritisierte die akademische Kunstauffassung, die unzeitgemäßen Idealen huldige und sich von den Bedürfnissen des alltäglichen Lebens entfernt habe. Gerade in der handwerklichen Produktion der Gebrauchsgüter, mit denen alle Bevölkerungsschichten ständig konfrontiert werden, müsse die Qualität verbessert werden, müßten sich die technischen Fähigkeiten mit der geistigen Schöpferkraft verbinden. Diesem ästhetischen Ziel sollte ein historisches Mittel dienen: die Richtlinien für die Wiedererlangung einer gesellschaftlich-künstlerischen Einheit sollten aus den Erzeugnissen der Vergangenheit gewonnen werden, aus dem lehrreichen Studium ihrer geschichtlichen Entwicklung.
Die Verknüpfung von geschichtswissenschaftlicher Forschung und Förderung zeitgenössischen Kunstschaffens ist charakteristisch für das praxisbezogene Denken des Historismus. 1852 war Eitelberger als erster Professor für Kunstgeschichte an die Wiener Universität berufen worden. Von Anfang an stellte er die wissenschaftlichen Erkenntnisse in den Dienst einer ästhetischen Volksbildung, und die Erfolge des *South Kensington-Museums* bestärkten ihn in seinen Ansichten. Eitelbergers Anregung, das englische Modell mit entsprechenden Modifikationen auf Österreich zu übertragen, fand in Wien offene Ohren. Ging es Eitelberger primär um eine Hebung des Geschmacksniveaus der schaffenden Handwerker, der produzierenden Fabrikanten und des konsumierenden Publikums, so war der Ministerpräsident Erzherzog Rainer um den Aufschwung der heimischen Wirtschaft bemüht, die nach der vormärzlichen Rezession den Anschluß an die internationale Konkurrenz suchte. Am 7. März 1863 erging die eigenhändige Anordnung Kaiser Franz Josephs I. zur Gründung eines *Österreichischen Museums für Kunst und Industrie,* wobei an erster Stelle die Interessen der „vaterländischen Industriellen“ berücksichtigt wurden. Nach einem Jahr organisatorischer Vorarbeiten lagen die Statuten vor. Als Exponate hatte man zunächst, gemäß dem kaiserlichen Handschreiben, Leihgaben aus den verschiedensten Kunstsammlungen der Kronländer herangezogen, und am 12. Mai 1864 wurde das Museum unter dem Protektorat Erzherzog Rainers im Ballhaus der Hofburg eröffnet. Eitelberger selbst wurde mit der Leitung betraut und hatte damit seinen Traum realisiert, Theorie und Praxis in einer Personalunion von Universitätsprofessor

und Museumsdirektor zu vereinen – eine Gepflogenheit, an der die Wiener Schule der Kunstgeschichte noch lange festhalten sollte. Dem weitgesteckten Wirkungsfeld trug der Name Rechnung, den man für das neue Institut gewählt hatte: Eitelberger beharrte auf der kopulativen Gleichstellung von *Kunst und Industrie* und wollte sich nicht ausschließlich auf die *Kunstindustrie* festlegen lassen – ein Aspekt, der bei der Umbenennung in ein Museum *für angewandte Kunst* nach dem Zweiten Weltkrieg etwas in den Hintergrund trat.
Das Museum erfuhr vom ersten Tag an regen Zuspruch und erfüllte die in es gesetzten Erwartungen zur allgemeinen Zufriedenheit, so daß man 1868 an die Gründung der *Kunstgewerbeschule* (heute *Hochschule für angewandte Kunst)* gehen konnte, wofür ebenfalls die Einrichtungen des *South Kensington-Museums* Pate standen. Diese Schule sollte in unmittelbarer Zusammenarbeit mit dem Museum die systematische Ausbildung junger Kunsthandwerker ermöglichen, für die es bis dahin keine geeignete Lehranstalt gegeben hatte. Also nicht eine Konkurrenz zur Akademie der bildenden Künste war beabsichtigt, sondern vielmehr eine Ergänzung und Entlastung derselben.
Gleichzeitig begann unter dem Architekten *Heinrich von Ferstel,* der schon die Räume des Ballhauses für die museale Verwendung adaptiert hatte, der Neubau am Stubenring, der 1871 bezogen wurde. 1877 schließlich wurde das angrenzende Gebäude für die Kunstgewerbeschule fertiggestellt. Was als Idee in den Köpfen einiger Enthusiasten begonnen hatte, war zu einem funktionierenden Organismus geworden, zu einem „vielverzweigten Baum, den man nicht spalten kann, ohne ihm Leben und Wirken zu nehmen", wie der spätere Direktor *Richard Ernst* 1948 schrieb. Neben dem Aufbau technischer Hilfsanstalten, wie einer Gipsgießerei und einem Fotoatelier, wurde durch eine kluge Ankaufspolitik der Grundstock für eine eigene Sammlung gelegt, die sich im Lauf der Zeit zu exquisiten Spezialabteilungen aller kunstgewerblichen Sparten entwickelte. Denn nicht nach Epochen oder Stilen richtete sich die Inventarisierung, sondern nach der Zugehörigkeit zu bestimmten Materialgruppen. So befaßte sich Eitelbergers Stellvertreter *Jacob von Falke* (1825–1897) vornehmlich mit Möbeln und Textilien. Als weitere Kustoden wählte sich Eitelberger aus den jungen Universitätsabsolventen *Franz Schestag* (1839–1884), später *Eduard Chmelarz* (1847–1900), die die Bibliothek und die Kupferstichsammlung einrichteten. Der Öffentlichkeitsarbeit dienten allgemein zugängliche, wöchentliche Vorlesungen und die ab 1864 herausgegebenen *Mitteilungen des k. k. Österreichischen Museums für Kunst und Industrie.*
Neben vorbildhaften älteren Kunstwerken wurden bald auch jene zeitgenössischen Erzeugnisse erworben, die schon unter dem Einfluß des Museums entstanden waren und die Effizienz seiner Tätigkeit dokumentierten. Fundamentale Bedeutung kommt dabei der Einführung des *Hoftiteltaxfonds* im Jahr 1877 zu. Für die Verleihung des Hoftitels an Lieferanten und Geschäftsleute wurde eine beträchtliche Gebühr eingehoben, die bis 1911 ausschließlich, später nur mehr zur Hälfte dem *Österreichischen Museum* für „Aufträge zur Herstellung kunstindustrieller Gegenstände von den reifsten Schülern der Kunstgewerbeschule" zur Verfügung gestellt wurde.
Nachdem das *Österreichische Museum* mit seinen Ausstellungen, Vorträgen und Publikationen rund zwei Jahrzehnte lang im Sinn seiner Gründer gewirkt hatte, erlitt es in den achtziger Jahren einen schweren Rückschlag, für den mehrere Ursachen verantwortlich sind. Zunächst einmal verlor es mit dem in seinen letzten Lebensjahren kränklichen Eitelberger den *Spiritus rector.* Dieser vordergründig persönliche Umstand fällt jedoch mit einer weiterreichenden kulturgeschichtlichen Umwälzung zusammen.
Als Eitelberger 1885 – ein Jahr nach Makart – starb, war der Historismus im Niedergang begriffen. Maschinelle Fertigungsmethoden und Massenproduktion ließen auf das Handwerk abgestimmte Maßnahmen scheitern. Die Kunstgewerbereform verflachte in ganz Europa selbst zu jenem geistlosen Automatismus, den sie einst bekämpft hatte. „Nach und nach ist aber das Verlangen nach Schulen zur Ausbildung des Kunsthandwerks und nach Museen in Verbindung mit denselben bei uns geradezu Glaubenssatz der Gebildeten geworden. Mit dem uns eigenthümlichen Bedürfnis, alles zunächst theoretisch in Angriff zu nehmen und womöglich ein Dogma daraus zu machen, haben sich auch unsere Kunstgewerbemuseen, sowie die Pflege des Kunsthandwerks in eigenen Schulen schematisch entwickelt und über Deutschland, Deutsch-Oesterreich mit eingerechnet, eine ausserordentlich weite einförmige Ausbreitung erhalten", erkannte der Berliner Museumsleiter Wilhelm von Bode 1901 rückblickend. Überall bereitete sich im *Fin de siècle* ein neuer Aufbruch vor, der dann als *Jugendstil* den Historismus überwinden sollte – mit Forderungen im gleichen Wortlaut, wie sie dieser ein halbes Jahrhundert zuvor selbst gestellt hatte! Parallel dazu machte die Kunstwissenschaft einen Entwicklungsprozeß durch. Sie verzichtete auf ihren normativen Führungsanspruch gegenüber dem Künstler und setzte die autonome Historiographie an die Stelle ästhetischer Werturteile. Gerade in Wien wurden von *Franz Wickhoff* (1853–1909) und *Alois Riegl*

(1858–1905), die beide von der Textilsammlung des *Österreichischen Museums* auf Universitätslehrstühle überwechselten, die modernen Methoden der Kunstgeschichte erarbeitet.
Die gravierenden geistesgeschichtlichen Veränderungen am Ende des vorigen Jahrhunderts stellten das Selbstverständnis des *Österreichischen Museums* in Frage. Ursprünglich als Staatsinstitut gedacht, verwandelte es sich zusehends in ein Instrument reinen Profitstrebens. Gegen Eitelbergers Willen hatte der 1884 gegründete *Kunstgewerbeverein*, ein Zusammenschluß privater Geschäftsleute, das Museum okkupiert und veranstaltete vorwiegend Verkaufsausstellungen seiner eigenen Erzeugnisse. Weder Falke, der nach Eitelbergers Tod bis 1895 die Geschicke des Hauses lenkte, noch der folgende, nur zwei Jahre als Direktor amtierende *Bruno Bucher* (1826–1899) konnten der mißbräuchlichen Verwendung wirksam entgegentreten. Erst *Arthur von Scala* (1845–1909), dem 1897 die Leitung übertragen wurde, reorganisierte das *Österreichische Museum für Kunst und Industrie* und die *Kunstgewerbeschule* im Geist jenes neuen Idealismus, in dem sich zur gleichen Zeit die Wiener *Secession* konstituierte.
Scala war seiner Ausbildung nach Ingenieur und Nationalökonom. Zum Vorstand eines Kunstmuseums prädestinierte ihn also keine wissenschaftliche Qualifikation, sondern sein persönliches Interesse, vor allem für fernöstliche Kulturen. 1875 hatte er als Gründungsdirektor das *Orientalische Museum* aufgebaut, das 1886 zu einem *Handels Museum* erweitert worden war. Der Protektor des *Österreichischen Museums,* Erzherzog Rainer, mit allem Nachdruck die Fortführung der Eitelbergerschen Tradition fordernd, stellte sich entschieden gegen Scala. Der Kaiser führte dessen Bestellung dennoch durch und empfing Scala am 14. Juni 1897 in Audienz. „Ich bin überzeugt, daß Sie mit Energie ihre Aufgabe durchführen und die Sache ein bissel aufmischen werden“, soll der Kaiser zu Scala gesagt haben, wie jener in seinem Notizbuch vermerkte. Kühler verlief die Audienz bei Erzherzog Rainer am 30. Juni mit folgender Ermahnung: „Nun wegen des Kunstgewerbe Vereines, auf den ich großen Werth lege. Die Kunstgewerbetreibenden müssen vom Museum Nutzen ziehen und für diesen Grund hat man den Verein gegründet. Die Sammlungen und alles, was das Museum bietet, muß practisch benutzt werden. Wenn das nicht der Fall ist, erfüllt das Museum seinen Zweck nicht. Wenn wir nicht practisch wirken, sind wir überflüssig, da die Hofmuseen weit werthvollere Stücke bieten und wir sonach diese Concurrenz nicht anstreben können. Also den Kunstgewerbeverein lege ich Ihnen ganz speciell ans Herz“ (Notizbuch A. v. Scalas).
Gerade das aber entsprach in keiner Weise den Intentionen Scalas, der noch im Jahr seiner Bestellung die von Eitelberger geschaffenen und seit 1890 vom *Kunstgewerbeverein* durchgeführten *Weihnachtsausstellungen* durch die bis 1904 jährlich durchgeführten *Winterausstellungen* ersetzte. Scala war bemüht, in seinen Ausstellungen die bis dahin im Wiener Kunstgewerbe übliche historische Richtung zu verdrängen und an ihrer Stelle den von ihm persönlich bevorzugten englischen Stil „und den die Gemüter der Konservation besonders aufreizenden Jugendstil zu propagieren“ (Eduard von Leisching, Erinnerungen).
In diesem Sinn zog er Künstler wie Otto Wagner, Felician von Myrbach, Kolo Moser, Arthur Strasser, Josef Hoffmann, Alfred Roller u. a. zur Mitarbeit am Museum und an der *Kunstgewerbeschule* heran. Und in der heftigen Auseinandersetzung mit den etablierten Vertretern des *Kunstgewerbevereines* konnte er sich der literarischen Schützenhilfe eines engagierten „Modernen“ wie Adolf Loos versichern.

ADOLF LOOS

## Das Scala-Theater in Wien

### Vorspiel

Spielt in der Vor-*Scala*-Periode

Auf der Straße
**1. Tischler.** Wo kommst denn Du her?
**2. Tischler.** Aus der Weihnachtsausstellung.
**1. Tischler.** Hast vielleicht ausgestellt?
**2. Tischler.** Ausgestellt! Wer? Ich? Bin ich kaiserlicher Rath? Bin ich Commercialrath? Bin ich Ritter des Franz-Joseph-Ordens? Das weißt Du ja selbst, daß das für unsereinen nichts ist. Um ausstellen zu können, braucht man zwar nur Mitglied des Kunstgewerbe-Vereins zu sein, aber soll man sich da hindrängen? Du weißt ja, wie wir kleinen Leute da drin behandelt werden.
**1. Tischler.** Aber vielleicht kann man auch ohne den Verein drin ausstellen.
**2. Tischler.** Da würdest Du schön ankommen! Der Staat, also die Steuerzahler, haben in diesem Hause nichts zu reden. Der Kunstgewerbe-Verein macht alles. Das Haus wird vom Staat erhalten, aber wer nicht der Clique angehört, hat drin nichts zu suchen.
**1. Tischler.** Da wäre also das Ganze nur das Vereinshaus eines privaten Vereines?
**2. Tischler.** Ja, ja, es wird schon so sein!

### 1. Act

Spielt in der Scala-Periode

**1. Scene.** Im Ministerium für Cultus und Unterricht.
... und so bitte ich Sie, lieber Hofrath, Ihr Hauptaugenmerk auf die Beseitigung der Mißstände zu richten, die sich in der nun Ihrer Obhut anvertrauten Anstalt

eingeschlichen haben. Wir kennen Sie als einen Mann von Initiative. Möge es Ihnen gelingen, unser Kunstgewerbe von der gegenwärtigen Stagnation zu befreien, neue Anregungen zu bieten und den Anschluß an die modernen Kunstgewerbe-Bewegungen zu finden.

**2. Scene.** Im Bureau des neuen Directors.
**1. Museumsbeamter.** Herr Hofrath, der mir angewiesene Raum genügt kaum, um den vierten Theil unserer keramischen Sammlung unterzubringen.
**Hofrath.** Nehmen Sie den Saal A dazu.
**1. Museumsbeamter.** Den hat ja der Kunstgewerbe-Verein.
**Hofrath.** Ja, dann ...
(1. Museumsbeamter ab.)
**2. Museumsbeamter.** Herr Hofrath, die Möbelsammlung aus dem vorigen Jahrhundert hat im Arkadenhof keinen Platz.
**Hofrath.** Nehmen Sie den Saal B dazu.
**2. Museumsbeamter.** Den hat ja der Kunstgewerbe-Verein.
**Hofrath.** Ja dann ...
(2. Museumsbeamter ab.)
**3. Museumsbeamter.** Herr Hofrath, soeben mache ich die Entdeckung, daß ein großer und werthvoller Theil unserer Textilsammlung in den feuchten Magazinen – das österreichische Museum muß wegen Platzmangels leider den größten Theil seiner Sammlungen in Magazinen unterbringen – dem Moder zum Opfer gefallen ist. Kostbare Spitzen, Stoffe aus ägyptischen Königsgräbern, alles, alles ist unrettbar verloren!
**Hofrath.** Was noch gerettet werden kann, ist sofort im Saal C aufzustellen.
**3. Museumsbeamter.** Den hat ja der Kunstgewerbe-Verein.
**Hofrath.** Ja dann ...
(3. Museumsbeamter ab.)
Diese Scene kann nach Belieben weitergeführt werden.

**3. Scene**
**Hofrath** (schreibt) ... und angesichts des empfindlichen Platzmangels erachte ich es als meine Pflicht als Director der mir vom Staate anvertrauten Anstalt, den Kunstgewerbe-Verein zu bitten, mir die bisher von ihm innegehabten Räume so bald als möglich zur Verfügung zu stellen. In der weiteren Ueberlassung so wichtiger Räume an einen ganz privaten Verein erblicke ich eine Verkürzung der übrigen Kunstgewerbetreibenden und des Publicums. Ich bin der Meinung, daß alle Staatsangehörigen Oesterreichs ohne Unterschied der Vereinsangehörigkeit das gleiche Recht auf dieses Haus besitzen.

**4. Scene.** Im Kunstgewerbe-Verein
**1. Mitglied.** Das ist unerhört!
**2. Mitglied.** Infam!
**3. Mitglied.** Unverschämt!
**4. Mitglied.** Also wir sollen heraus?
**1. Mitglied.** Ja, sind wir die Herren im Haus oder sind wir's nicht? Man muß ihm den Standpunkt klar machen!
**2. Mitglied.** Und andere Leute will er auch ausstellen lassen!
**3. Mitglied.** Und auch die anderen sollen verkaufen dürfen!
**Alle** (schreiend). Händler!

**5. Scene.** Im Directionszimmer.
(...)
**Tischler Kleinhuber** (mit vielen Bücklingen und Kratzfüßen im Wiener Hochdeutsch). Herr Hofrath, entschuldigen schon, Euer Gnaden, wenn ich mir erlaube, entschuldigen schon vielmals, ich bin zwar nur ein kleiner Meister, aber der Kratochwil, den Herr Hofrath, bitt' um Verzeihung, schon kennen, hat mir gesagt: Kleinhuber, hat er gesagt, ich heiße nämlich Kleinhuber, Herr Hofrath werden schon entschuldigen ...
**Hofrath** (unterbrechend). Aber was wollen Sie denn, lieber Mann? Wollen Sie vielleicht bei mir ausstellen?
**Kleinhuber** (freudig und hastig). Ja, ausstellen!
**Hofrath.** Na also, da wären wir ja!
**Kleinhuber** (wieder schüchtern). Ja, aber, Herr Hofrath, ich bin nur ein kleiner Meister, ich arbeit' nur mit einem Gehilfen und zwei Buben, entschuldigen schon.
**Hofrath.** Das ist mir alles eins. Das Museum ist für a l l e Gewerbetreibenden da. Die Vergünstigungen, die bisher nur einem privaten Verein eingeräumt wurden, sollen von nun an allen gewährt werden. Darf dieser Verein hier Ausstellungen veranstalten, sollen es die anderen auch thun dürfen. Darf dieser Verein hier seine Erzeugnisse verkaufen, sollen es die andern auch. Jedermann, ob groß oder klein, hat im Hause des Staates dasselbe Recht. Ein Haus, das von allen Staatsbürgern erhalten wird, ist auch für alle Staatsbürger da. Das mag diesem Verein sehr unangenehm sein, aber die anderen Kunstgewerbetreibenden müssen auch berücksichtigt werden. Sagen Sie das Ihren Collegen und schicken Sie mir recht viele her. Die Leute sind alle verschüchtert. Aber ich werde schon arbeiten, arbeiten, bis das Haus wirklich das wird, was seinen Gründern vorgeschwebt hat: e i n M i t t e l p u n k t f ü r d a s ö s t e r r e i c h i s c h e K u n s t g e w e r b e, aus dem sich jedermann, hören Sie, j e d e r m a n n Kraft, Anregung und Belehrung holen kann. Man schilt mich einen Händler! Nicht ich habe das Verkaufsrecht eingeführt. Ich mußte es aber verallgemeinern. Das erforderte die blanke Gerechtigkeit. (...) Muß schon verkauft werden, so sei es nur Mittel zum Zweck. Der Zweck aber ist, das Publicum mit den neuesten Errungenschaften des Kunstgewerbes bekannt zu machen. Dabei soll auch das Alte nicht zu kurz kommen. Insbesondere müssen jene Gebiete gepflegt werden, die dem Publicum aus ein oder dem anderen Grunde noch fremd sind. So ist die ganze Möbelindustrie Englands aus dem vorigen Jahrhundert den Wienern unbekannt. Die erste Winterausstellung wird also den Zweck verfolgen, diese Periode dem Publicum in guten Copien vorzuführen.
(...)

**Kleinhuber** (im Abgehen, für sich, kopfschüttelnd). So was! ... Hast so was schon g'seh'n! Und der will a Hofrath sein? Das ist ja gar ka Hofrath. Das ist ja net einmal ein Beamter!

## 2. Act

**1. Scene.** Nach Schluß der Winterausstellung 1897.
In der Versammlung des Kunstgewerbe-Vereins.

**1. Mitglied.** Miserabel war's!
**2. Mitglied.** Gedrängt haben sich die Leute, als wenn sie drin was geschenkt bekämen.
**3. Mitglied.** Ja, so wird das Kunstgewerbe herabgewürdigt!
**4. Mitglied.** Und weggekauft wurden die Sachen, wie die warmen Semmeln!
**1. Mitglied.** Das ist bei uns niemals vorgekommen!
**Alle** (mit Ueberzeugung). Nein, niemals!
**2. Mitglied.** Wenn das der selige Eitelberger noch erlebt hätte!
**3. Mitglied.** Wo bleibt die Kunst?!
**4. Mitglied.** Lauter Gebrauchsgegenstände!
**1. Mitglied.** Uns das Geschäft so zu verderben!
**2. Mitglied.** Ja wohl, verderben!
**1. Mitglied.** Ich habe nämlich ein ganzes Lager altdeutscher Möbel, kein Mensch will sie mehr kaufen.
**3. Mitglied.** Mir geht's genau so.
**1. Mitglied.** Da habe ich ihm den Rath gegeben, zum besseren Verkaufe meines Lagers – pardon, zur Hebung des heimischen Kunstgewerbes, mehr die altdeutsche Richtung einzuschlagen. Glaubt ihr, er hat sich darnach gerichtet?
**4. Mitglied.** Frechheit!
**2. Mitglied.** Und englische Möbel auszustellen! Ich habe allerdings schon seit Jahren Möbel aus London importirt, aber . . .
**3. Mitglied.** Ich auch.
**4. Mitglied.** Ich auch.
**1. Mitglied.** Ich auch.
**2. Mitglied.** . . . das macht nichts. *Quod licet bovi, non licet Jovi.*
**3. Mitglied.** Und jetzt kann jeder Tischler die englischen Möbel nachmachen, während wir früher mit Müh' und Noth die Sachen von Maple und Henry importiren mußten!
**4. Mitglied.** Ja, so wird das Wiener Kunstgewerbe geschädigt.
**1. Mitglied.** Wo sind die schönen Zeiten, wo wir die Geschäfte im Museum geführt haben?
**2. Mitglied.** Der nimmt sich heraus, alles selber zu wollen!
**3. Mitglied.** Von 8 Uhr früh bis 7 Uhr abends sitzt er da. Seit wann hat man das von einem Hofrath erlebt! Gschaftelhuberei!
**4. Mitglied.** Und mit jedem kleinen Menschen fraternisirt er. Alle die Leut', bei denen ich früher hab' arbeiten lassen, stellen jetzt selber aus.
(. . .)

**1. Mitglied.** Aber der Hofrath muß raus!
**2. Mitglied.** Raus!
**3. Mitglied.** Rraus!
**4. Mitglied.** Rrraus!
**1. Mitglied.** Aber wie?
**2. Mitglied.** Ja, wie?
**3. Mitglied.** Halt, ich hab's! Wir behaupten ganz einfach, daß seine Aussteller nur seine Protectionskinder sind!
**4. Mitglied.** Oder daß die Objecte in seinen geheimen Fabriken im Museum hergestellt werden.
**1. Mitglied.** Oder daß die Sachen gar nicht hier gemacht wurden, sondern alle aus England bezogen werden.
**1. Mitglied.** Oder daß er Möbelagent einer Londoner Möbelfirma ist.
**3. Mitglied.** *Commis voyageur!*
**4. Mitglied.** Aber wird man uns das glauben?
**1. Mitglied.** Na, die nöthigen „Gewährsmänner" kann ich schon bei einigen Blättern aufbringen.
**2. Mitglied.** Und schließlich, wenn alles nichts hilft, haben wir ja noch immer unseren Protector!
**3. Mitglied.** Jawohl, zu unserem Protector müssen wir hin!
**4. Mitglied.** Gewiß, der wird uns schon wieder hineinhelfen!
(. . .)

**3. Scene.** Im Bureau des österreichischen Museums.
**1. Mitglied** (als Sprecher einer Deputation des Kunstgewerbe-Vereins). Herr Hofrath, wir möchten Sie ersuchen, den Beschluß nach welchem die Ausstellungsobjecte während der Besuchsstunden nicht hereingebracht werden dürfen, wieder aufzuheben.
**Hofrath.** Das geht nicht. Müssen meine Aussteller die Besuchsstunden respectiren, kann ich Ihnen kein Vorrecht einräumen. Der Hinweis auf die früheren Directionsperioden ist für mich nicht maßgebend.
**Mitglied.** Aber für uns wird dann die ganze Ausstellung in Frage gestellt. Die Wagen müssen erst im Prater vorfahren und können erst längstens bis 9 Uhr im Museum eintreffen.
**Hofrath.** Im Prater? Befinden sich denn Ihre Werkstätten im Prater?
**Mitglied.** Das nicht, aber die Ausstellung.
**Hofrath** (dem es zu dämmern beginnt). Wie – Sie wollen –
**Mitglied.** Natürlich! Wir wollen die Sachen, die wir in der Jubiläumsausstellung nicht angebracht haben, im Oesterreichischen Museum zu verkaufen suchen.
**Hofrath.** –?–!!!
(Das Gespräch wird sehr stürmisch.)

**4. Scene.** In der Versammlung des Kunstgewerbe-Vereins.
**1. Mitglied.** Wißt ihr, was passirt ist!?
**Alle.** Nein!
**1. Mitglied.** Rausgeworfen!!
**Alle** (freudig). Endlich!!
**1. Mitglied.** Sie mißverstehen mich, meine Herren. Uns hat er – –
**Alle** (entrüstet). Unerhört!
**1. Mitglied.** Ja, er behauptet, daß er sich in seinem Zimmer keine Grobheiten gefallen zu lassen braucht!
**Ein Mitglied.** Ja – was – glaubt – denn – der?! W i r d  e r  d e n n  n i c h t  v o n  u n s e r e n  S t e u e r g e l d e r n  e r h a l t e n ? Er ist ja doch nur ein Beamter! Zu was ist er dann da?!
**Alle.** Keine Grobheiten will er sich gefallen lassen? Wir werden an die Stufen des Thrones gehen und uns über den Mann beschweren!

### 3. Act

Dieser Act wird gegenwärtig gespielt. Ueber den Ausgang dieses Wiener Stückes werden wir die Leser rechtzeitig in Kenntnis setzen. Sollte sich vielleicht die

Notwendigkeit ergeben, weitere Scenen aus den früheren Acten mitzutheilen, so soll dem Rechnung getragen werden.

*(Die Wage I, 1898, S. 749f.)*

Knapp ein halbes Jahr nach der Berufung Scalas legte Erzherzog Rainer sein Protektorat zurück und das Kuratorium wurde aufgelöst. 1889 bestellte man ein neues Kuratorium und am 28. November bestätigte der Kaiser die neu gefaßten Statuten des *k. k. Österreichischen Museums für Kunst und Industrie.* Im Unterschied zu den Eitelbergerschen Statuten von 1864 verschärfte Scala in den seinen die Idee, daß unter Heranziehung von ausgewählten Beispielen alten sowie neuen Kunstgewerbes der Geschmack des Publikums zu heben wäre, und daß vor allem das moderne, zeitgemäße Kunstgewerbe zu fördern sei. Moderne Erzeugnisse sollten mehr in den Blickpunkt gerückt, zugleich aber auch die Arbeitsweise älterer Kunstperioden vermittelt werden. Für ihn war dafür vor allem wieder England ein großes Vorbild. Die Sammeltätigkeit sollte sich gleichmäßig auf historische Objekte und moderne Gegenstände erstrecken und davon ständig Ausstellungen gemacht werden.
Dann stand der Besuch des Kaisers im Museum bevor. Es herrschte große Spannung, wie er sich zur neuen Richtung stellen werde und Scala sah mit gewisser Besorgnis dem Kommen des Monarchen entgegen. „Aber alles, was der Kaiser sagte, als er der bizarren Formen und Farben des modernen Kunsthandwerkes ansichtig wurde, war nur: ‚Das soll schön sein?' Und beim Weggehen: ‚Es ist nicht so arg, wie ich nach allem was ich hörte, geglaubt habe'" (Eduard von Leisching, Erinnerungen).
Arthur von Scala hat die schwierige Aufgabe gemeistert, dem Museum mit der sich durchsetzenden Abkehr vom Historismus als Kunstanschauung in engster Verbindung mit dem neuen Kunstwollen und Kunstverständnis vor allem der Wiener *Secession* ein neues Gesicht zu geben. Ihm gelang die schrittweise, 1906–07 beginnende Integration von Objekten des *Handelsmuseums,* dessen vormaliger Direktor er ja gewesen war. Dadurch wurde dem Museum am Stubenring, das bis dahin zu einem großen Teil auf Leihgaben angewiesen war, ein wesentlicher Bestand an eigenen Objekten zugeführt. Darüber hinaus erhielt das Museum die international bedeutende Erweiterung durch eine Ostasiensammlung. Sichtbarer Ausdruck des Verjüngungsprozesses des Museums aber war die 1898 gegründete Zeitschrift *Kunst und Kunsthandwerk* – prachtvoll ausgestattete Bände mit einem Titelblatt von Heinrich Lefler und wesentlichen Beiträgen nationaler und internationaler Kunstwissenschafter. Scala verstand es, die wissenschaftliche Publikation musealer Bestände mit der Propaganda für zeitgenössische Kunst und ihrer Wirkung zu verbinden. „Obwohl er kein Fachmann, mit Kunstgeschichte nicht vertraut war, nie etwas publizierte, nie Vorträge gehalten hat, war er eine bekannte, von vielen mit Recht geschätzte Persönlichkeit, ein Mann von Geschmack und praktischer Lebenserfahrung" (Eduard von Leisching, Erinnerungen).
Arthur von Scala, ein Mann von großer Welterfahrung, auch im diplomatischen Dienst tätig, hielt sich nicht nur lange Zeit in England auf, sondern bereiste auch Indien und Persien. Von England brachte er, was ihm im Volkswitz als die „englische Krankheit" angekreidet wurde, seine Begeisterung für zweckentsprechende und vorbildlich gearbeitete Gebrauchsmöbel mit. Er wehrte sich erfolgreich gegen den übermäßigen Einfluß einzelner Firmen und gegen jede Art von Cliquenwesen und versuchte, sich mit allen Mitteln eine freie und selbständige Amtsführung zu erhalten. Ihm ist zu verdanken, daß das Institut wieder internationalen Rang erhielt. Seine zum methodischen Prinzip erhobene Anglophilie jedoch, die ihn am getreuen Kopieren englischen Mobiliars festhalten ließ, entfremdete ihn allmählich auch der *Secession* und der *Wiener Werkstätte,* wo man nach den anfänglichen internationalen Impulsen um die Schaffung eines eigenständigen Formenvokabulars bemüht war. So lag in Scalas zwölfjähriger reformatorischer Tätigkeit bereits der Keim eines neuerlichen Gesinnungswandels begründet, der die schöpferische Komponente bald endgültig aus der Museumspolitik eliminierte. Als letztes großes Projekt konnte Scala noch den Bau des neuen Museumstraktes an der Weiskirchnerstraße verwirklichen, den der Architekt *Ludwig Baumann* 1906 begann; im Jahr der Fertigstellung, 1909, trat Scala in den Ruhestand und starb bald darauf.
Sein Nachfolger, *Eduard Leisching* (1858–1938) führte zum Teil die begonnene Richtung fort, wenngleich er, wesentlich konservativer, eher den Vorstellungen des ehemaligen Protektors Erzherzog Rainer entsprach, den er im übrigen auch wieder zu versöhnen wußte, so daß der Erzherzog seine regelmäßigen Besuche im Museum neu aufnahm.
Die Abteilungen des Museums und der Bibliothek hatten sich von Vorbildern zu Anregern verwandelt. Die Kunstwerke, vor allem die Sammlungen der Bibliothek, die ursprünglich Mittel zum Zweck waren, sammelte man jetzt um ihrer selbst willen. Das *Österreichische Museum* war nicht mehr ein Museum *für Kunst und Industrie,* sondern eines *der angewandten Kunst.* 1909 erschien wiederum eine Neufassung der Statuten. Die Sammlungen wurden vermehrt, die *Kunstgewerbeschule* endgültig als ei-

genes Institut vom Museum getrennt und 1920 eine Museumsreform zur Abgrenzung der Sammlungsgebiete beschlossen, die allerdings erst 1940 wirklich durchgeführt wurde.
Wie überall brachte der Erste Weltkrieg eine deutliche Zäsur. Die Erhaltung des Vorhandenen war oberstes Gebot. Eine wesentliche Bereicherung der Sammlungen bedeutete einzig die Zuweisung der hofärarischen Bestände (Orientteppiche, Porzellan, Möbel u. a.) im Jahre 1919. Die Direktoren dieser Jahre, *Hermann Trenkwald* (1866–1942) und *August Schestag* (1870–1939), dessen Vater Franz schon zu den ersten Mitarbeitern Eitelbergers gezählt hatte, bemühten sich weiter um gediegene Leistungen auf dem Ausstellungssektor, allerdings mit geringen Mitteln.
1932 begann die lange Direktionszeit von *Richard Ernst* (1885–1955), die bis 1950 währte. Ernst, der viele reformerische Ideen hegte, führte 1937 eine Neuaufstellung der Sammlungen durch. Vor allem aber mußte er mit dem *Staatlichen Kunstgewerbemuseum in Wien,* wie das Haus nach dem Anschluß hieß, den Zweiten Weltkrieg überstehen. In jahrelanger Bergungsarbeit wurden alle wertvollen Objekte sowie die gesamte Bibliothek nach verschiedenen Orten Nieder- und Oberösterreichs verlagert. Trotz unvermeidlicher Verluste sollten sich diese mühevollen Bergungen nach den schweren Bombenschäden, die das Museumsgebäude erlitt, als voll gerechtfertigt erweisen.
Die Jahre nach 1945 waren geprägt von der Sorge um den unmittelbaren Bestand des Hauses. Die Behebung der Kriegsschäden an der Bausubstanz wie an der Einrichtung und organisatorische und verwaltungstechnische Fragen ließen wenig Platz für gezielte kulturpolitische Aktivitäten. Der unter Ernst begonnene Wiederaufbau wurde unter *Ignaz Schlosser* (1893–1970) und *Viktor Griessmaier* (geb. 1902) fortgesetzt. Der schon mehrfach erwähnte inhaltliche Strukturwandel vom aktiven Bildungsinstitut zum „unparteiischen" Medium historischer Dokumentation schlug sich 1947 in der Umbenennung in ein *Österreichisches Museum für angewandte Kunst* nieder, und setzte sich unter *Wilhelm Mrazek* (geb. 1913), *Gerhart Egger* (geb. 1916) und *Herbert Fux* (geb. 1925) bis in die jüngste Vergangenheit fort. Die seriöse kunstwissenschaftliche Betreuung kam vor allem den einzelnen Sammlungen zugute, die heute – jede für sich – Weltgeltung besitzen. So wendeten Griessmaier und Fux ihr Hauptaugenmerk der Ostasiensammlung zu, Mrazek den Porzellan- und Glasbeständen, Egger der Bibliothek. Im Ausstellungswesen wurden richtungsweisende Schritte gesetzt, etwa mit der Jubiläumsausstellung anläßlich des hundertjährigen Bestehens 1964, mit der das Museum selbst den Anstoß zu einer sachlichen und vorurteilslosen Historismusforschung gab, oder mit der Präsentation archäologischer Funde der Volksrepublik China 1974.
Ungeachtet dieser eminenten Verdienste rückte das *Österreichische Museum* in seiner Gesamtheit, als komplexer Begriff, der für einen ganz bestimmten Inhalt steht, aus dem öffentlichen Bewußtsein. Die eigenartige Doppelfunktion gerade dieses Institutes läßt sich nicht ohne Schwierigkeiten aufrechterhalten: einmal kann es die Verpflichtung, anregend auf die allgemeine Geschmackskultur einzuwirken, nicht ohne Verlust der eigenen Identität aufgeben; zum anderen haben die einzelnen Abteilungen schon längst den Charakter kunsthistorischer Schausammlungen erhalten, die nach zeitgemäßen museologischen Prinzipien konserviert und wissenschaftlich aufbereitet werden müssen. Am Beispiel der Situation um die Jahrhundertwende läßt sich die Problematik einfach aufzeigen. War der Jugendstil als ästhetische Avantgarde gegen den retrospektiven Historismus ins Feld gezogen, so ist er heute als kunsthistorisches Phänomen objektiv darzustellen. Der „Jugendstil-Nostalgie" aber, die dessen Errungenschaften heute selbst historistisch ausschlachtet – und damit desavouiert –, sind die Möglichkeiten einer aktuellen Geschmacksentwicklung entgegenzustellen.
In einer Gesellschaft, die, von den vordergründigen materiellen Existenzängsten der Nachkriegszeit befreit, wieder die Notwendigkeit einer geistig-kulturellen Legitimation verspürt und das ästhetische Niemandsland zwischen Konsumgüterindustrie und Neo-Historismus kurzerhand zur „Postmoderne" erklärt, mag die Reflexion der eigenen Gründungs- und Entwicklungsgeschichte dem *Österreichischen Museum für angewandte Kunst* als Basis einer zukünftigen Präsenz dienen.

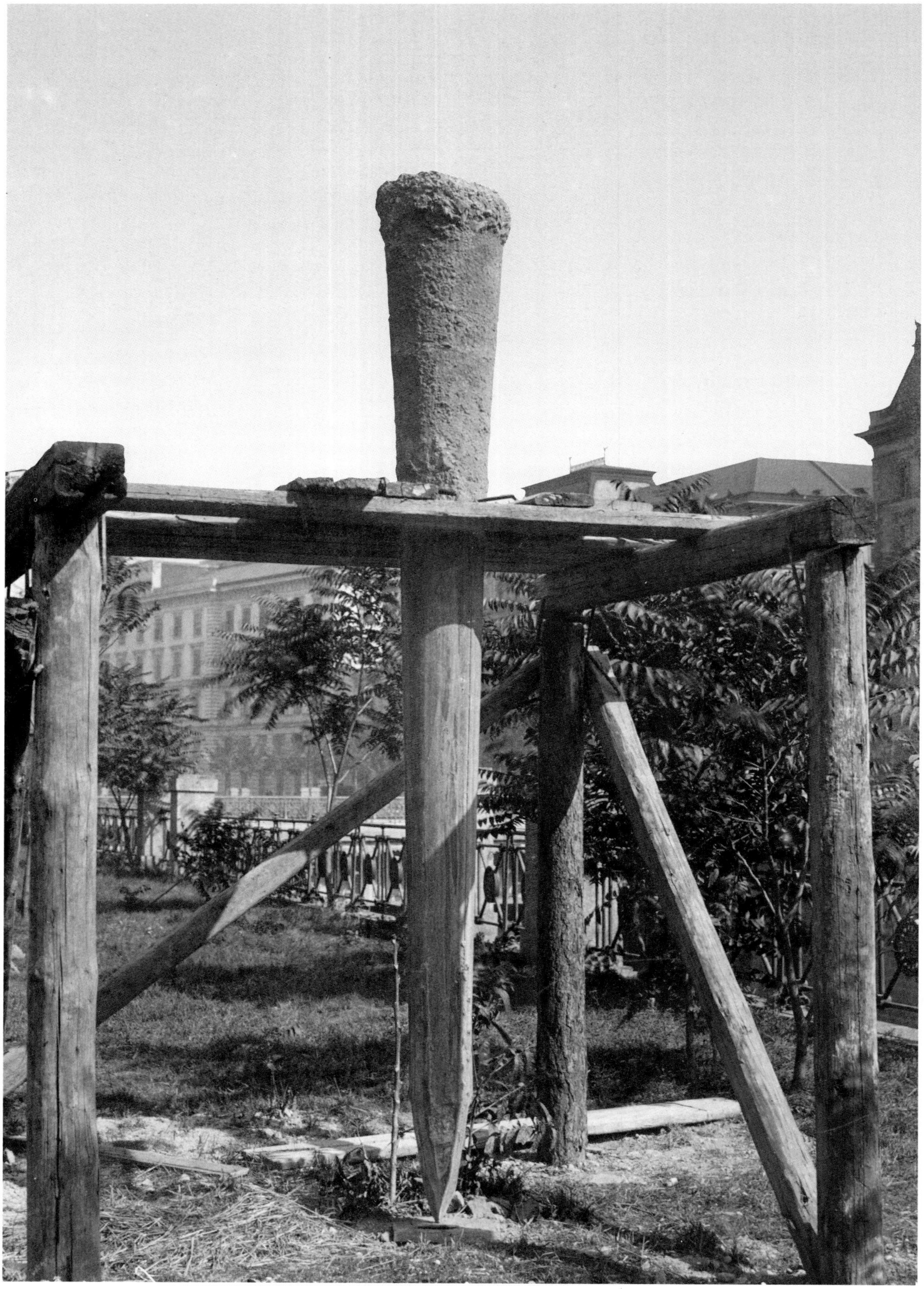

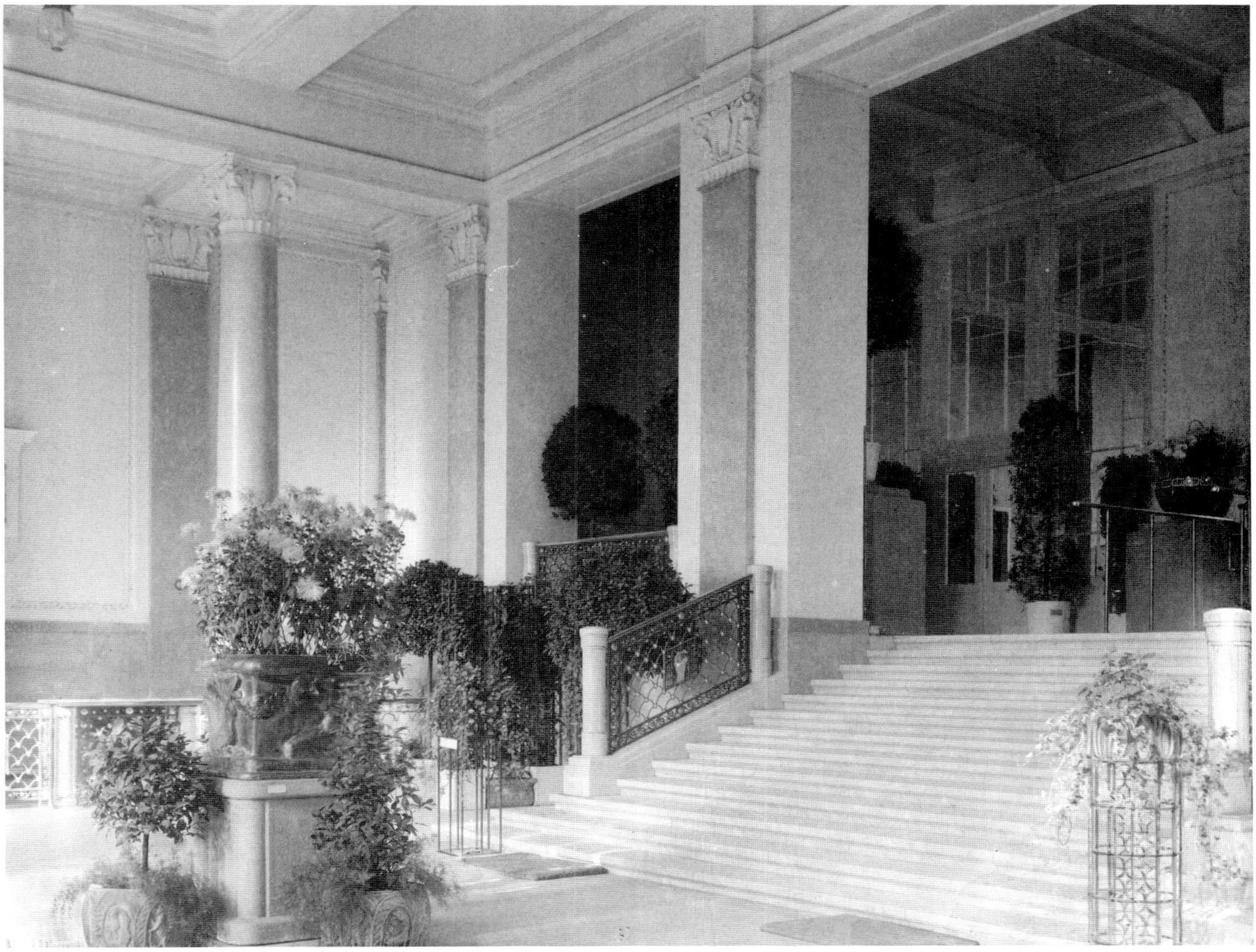

Treppenaufgang im Neubau Weiskirchnerstraße, erbaut nach Plänen von Ludwig Baumann 1906–1909. Aufnahme aus dem Jahr 1910

Ausgegrabener Pfahl nach der Belastungsprobe für den Neubau Weiskirchnerstraße, 1906

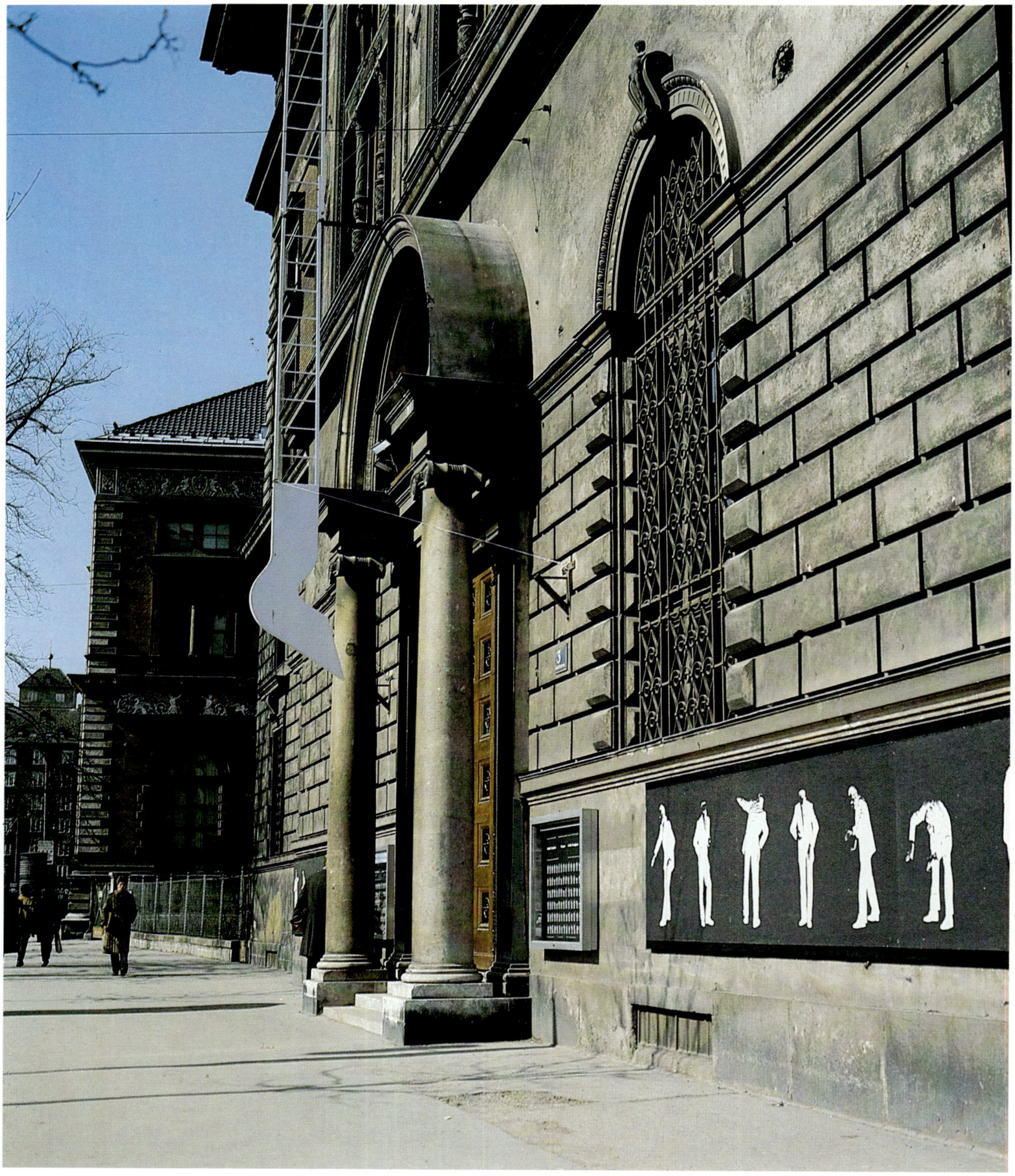

Eingang Weiskirchnerstraße. Hängende Eingangsplastik für eine Design-Ausstellung, 1984

## STATUTEN
des
k. k. Oesterr. Museums für Kunst und Industrie

Genehmigt mit dem Allerhöchsten Handschreiben Sr. k. u. k. Apostol. Majestät des Kaisers vom 31. März 1864 an Se. k. u. k. Hoheit Erzherzog Rainer

**A. Zweck und Umfang.**

§ 1. Das k. k. Oesterreichische Museum für Kunst und Industrie hat die Aufgabe, durch Herbeischaffung der Hülfsmittel, welche Kunst und Wissenschaft den Kunstgewerben bieten, und durch Ermöglichung der leichteren Benützung derselben die kunstgewerbliche Thätigkeit zu fördern und vorzugsweise zur Hebung des Geschmackes in dieser Richtung beizutragen.

§ 2. Das Museum für Kunst und Industrie umfasst daher
a) diejenigen Objecte aus allen Zweigen der Kunst und der Kunstindustrie, welche geeignet sind, die angegebenen Zwecke desselben zu fördern, sowohl in Originalien als in Copien, und
b) eine Bibliothek.

§ 3. Die in diesem Museum aufzustellenden Objecte gelangen dahin:
a) auf dem Wege der Entlehnung:
1. aus allen Hofsammlungen und Schlössern, welche im Allerhöchsten Handschreiben vom 7. März 1863 bezeichnet sind, und zwar: aus der Hofbibliothek, aus dem Dépôt der Bildergalerie am Belvedere, aus den Vorräthen an Tapeten und Mobilien der Hofburg und der kaiserlichen Schlösser (Schönbrunn, Laxenburg u. s. w.), aus dem Antikencabinete, aus der Ambrasersammlung, aus der Schatzkammer;
2. aus dem k. k. Arsenale vor der Belvederelinie, aus den Sammlungen der Wiener Universität, des polytechnischen Instituts und aller öffentlichen Anstalten, die im Besitze von Gegenständen sind, welche der Aufgabe und den Zwecken des Museums entsprechen;
3. aus dem Besitzthume der Communen, Corporationen und der Privaten aller Stände des Kaiserreiches, insoweit dasselbe dem Museum zur Verfügung gestellt wird;
b) auf dem Wege der Schenkung und des Vermächtnisses;
c) auf dem Wege der Erwerbung durch Kauf aus dem öffentlichen Fonds und aus Privatbeiträgen, über welche das Museum zu verfügen haben wird;
d) auf dem Wege des Tausches und
e) auf dem Wege der Erzeugung innerhalb der Anstalt selbst nach den Bestimmungen des § 7.

§ 4. Die Bibliothek ist eine Fachbibliothek und hat solche Werke zu enthalten, welche sowohl durch Abbildungen, als durch historische, künstlerische oder wissenschaftliche Erläuterungen die Zwecke des Museums zu fördern geeignet sind.

§ 5. Das Museum wird ferner den österreichischen Industriellen Gelegenheit bieten, besonders ausgezeichnete Arbeiten, welche in das Gebiet desselben gehören, unter Beachtung der darüber festzustellenden Reglements auszustellen.

§ 6. Für die Sicherheit der ausgestellten Gegenstände wird in ausreichender Weise Sorge getragen. Ueber die Art und Weise werden die Reglements das Nähere enthalten.

**B. Hülfsanstalten.**

§ 7. Mit dem Museum ist eine photographische Anstalt und eine Gipsgiesserei verbunden. Die in diesen beiden Anstalten erzeugten Gegenstände dienen in Hinsicht auf die Zwecke des Museums zur Vermehrung und Ergänzung der Sammlungen und zugleich als Vorlagen für die Kunst-, Real- und Gewerbeschulen, mögen diese Staatsanstalten sein oder nicht, so wie für Fabriksbesitzer und Gewerbetreibende, Künstler und Fachgelehrte. Auch andere Zweige der Reproduktion können mit dem Institute in Verbindung gebracht werden, wenn sie die Zwecke desselben zu fördern versprechen. Ueber die Art und Weise der Benützung dieser Hülfsanstalten und deren Einrichtung werden besondere Reglements festgestellt.

§ 8. Ausser den im § 7 bezeichneten Hülfsanstalten können mit dem Museum auch noch besondere Institute, welche die Zwecke des Museums zu fördern geeignet sind, mit besonderer Organisierung in weitere oder nähere Verbindung gebracht werden.

**C. Benützung.**

§ 9. Die im Museum aufgestellten Gegenstände, welcher Art sie sein mögen, sind der Besichtigung, der Benützung und dem Studium möglichst zugänglich zu machen, soweit es sich mit der Sicherheit und Erhaltung derselben vereinigen lässt. Gegen den erklärten Willen eines Ausstellers darf jedoch keinerlei Nachbildung statthaben.

§ 10. Mit dem Museum werden Vorträge in Verbindung gebracht, welche alle Gegenstände in ihren Bereich ziehen, die auf die Zwecke desselben Bezug nehmen.

§ 11. Die im Museum ausgestellten Gegenstände sind durch zweckmäßig abgefasste Kataloge zu erläutern.

§ 12. Das Museum wird nach Maßgabe des Bedürfnisses „Mittheilungen" in zwangloser Form erscheinen lassen, welche insbesondere über alle Erwerbungen und Geschenke, über die Leistungen der photographischen Anstalt, Gipsgiesserei u. s. w., über den Gang der Vorlesungen u. m. a. berichten werden und zugleich das Mittel bieten können, die Correspondenz des Museums zu beschleunigen und abzukürzen.

§ 13. Von Zeit zu Zeit werden von denjenigen Gegenständen, welche Eigenthum des Museums sind und ihrer Beschaffenheit nach es zulassen, auch in anderen Städten der Monarchie Ausstellungen veranstaltet werden, worüber die näheren Bestimmungen besonderen Reglements vorbehalten sind.

**D. Organisation der Institutsleitung.**

§ 14. Das Oesterreichische Museum für Kunst und Industrie ist ein Staatsinstitut und steht als solches unter dem Staatsminister.

§ 15. Der Organismus der Museumsleitung wird gebildet:
a) aus einem Protector,
b) aus einem Curatorium und
c) aus einem Director der Anstalt.
(...)

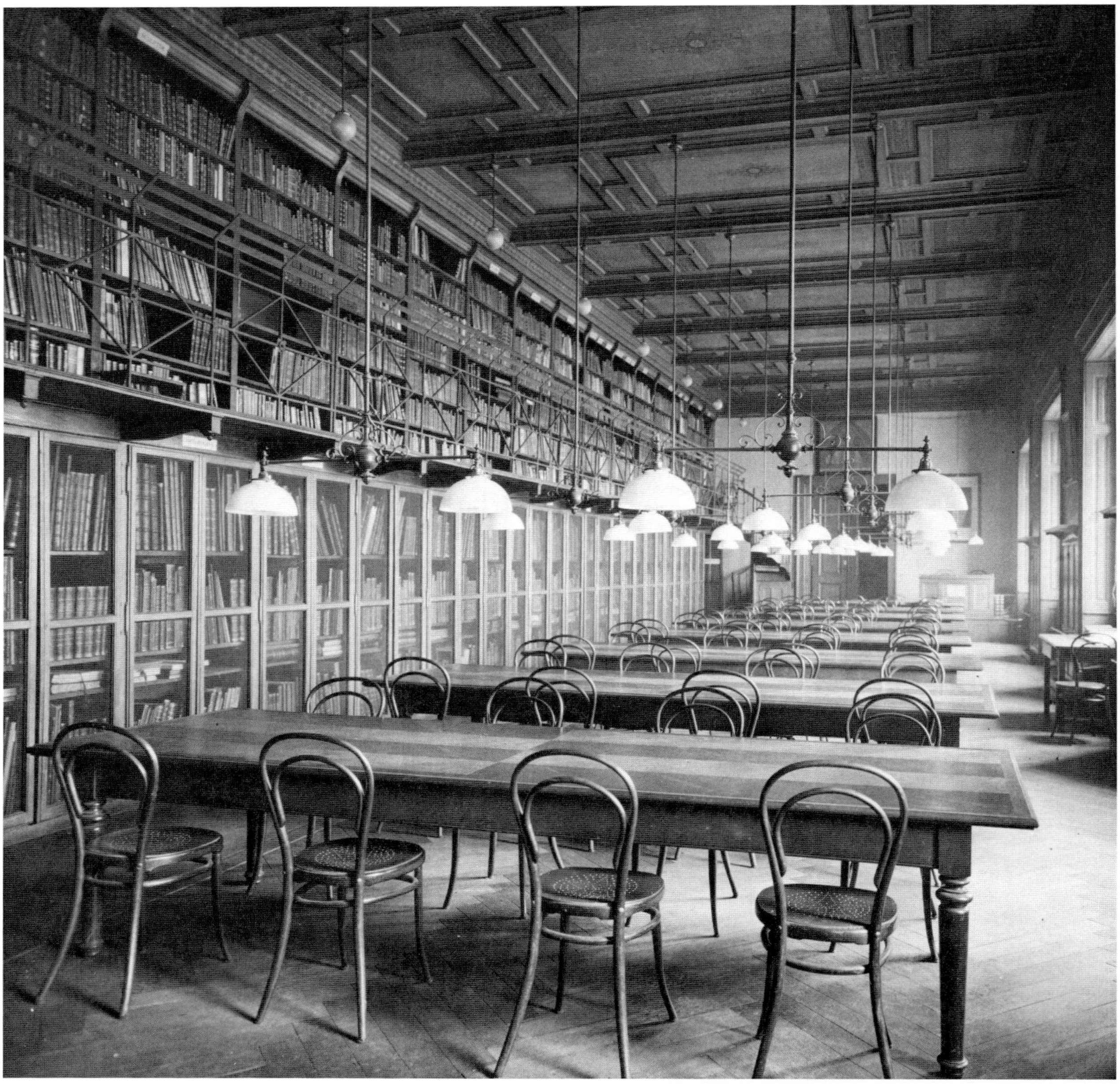

Lesesaal der Bibliothek. Aufnahme um 1910

HANNA EGGER

# Ein geistiges Zentrum

## Die Bibliothek und Kunstblättersammlung

Die Bibliothek besteht aus in sich geschlossenen Abteilungen, geordnet nach Sachgebieten und Verwendungsgruppen, die im wesentlichen den Sammlungs- und Aufgabenbereichen des Museums entsprechen, und stellt in dieser heute noch erhaltenen ursprünglichen Systematik eine einzigartige Fachbibliothek dar. Ausgerichtet auf das Kunstgewerbe betreffende Fragen, ist sie das geistige Zentrum des Institutes. Sie diente der wissenschaftlichen Forschung ebenso wie ihrer Lehre, die früher in Form von Vorträgen und Vorlesungen im sogenannten Vorlese- und Zeitschriftensaal gepflogen wurde. Darüber hinaus wurden in der Bibliothek Anregungen zu neuen Produktionen vermittelt. In einer Museumsschrift des Jahres 1886 wird festgehalten, daß unter den Benützern der Museums-Bibliothek Arbeiter aller Zweige der Kunstindustrie die weitaus überwiegende Mehrzahl bilden. Wie hoch man die Bedeutung der Bibliothek stets schätzte, zeigt die Übergabe des ersten Bandes des illustrierten Kataloges der Ornamentstichsammlung an den Kaiser, gelegentlich der Eröffnung des neuen Museumsgebäudes am Stubenring.

Der Saal für Ausstellungen graphischer Künste, der auch heute noch verwendete Ausstellungsraum der Kunstblättersammlung, war für Wechselausstellungen von Beständen der Bibliothek gedacht, denn Bibliothek und Kunstblättersammlung bilden von den Intentionen *Eitelbergers* an bis heute eine Einheit.

Die Bibliothek im eigentlichen Sinne umfaßt die Sammlung Handschriften und Handschriftenfragmente, eine qualitätvolle Sammlung von Wiegendrucken (Inkunabeln) und Druckwerke der Spätgotik und Renaissance bis zum Jugendstil, sowie eine in Europa einzigartige Fachbibliothek zum Kunstgewerbe des 18. bis 20. Jahrhunderts. Wesentlich für die Sammlung ist, daß die Bücher stets in ihrer Gesamtheit gewertet wurden: von der Bedeutung des Einbandes, des Vorsatzpapieres, der Illustration bis hin zum Inhalt. Daraus ergibt sich, daß die Sammlung sowohl kostbare Einbände und illustre Vorsatzpapiere als auch hervorragende Illustrationen und für ihre Zeit literarisch bedeutsame Werke zeigen kann.

Die Kunstblättersammlung umfaßt eine reichhaltige, überaus qualitätvolle Sammlung von Ornamentstichen vom 15. bis 18. Jahrhundert. Die sogenannte Vorbilder-Sammlung besteht aus Einzelabbildungen vor allem kunstgewerblicher Arbeiten aller Art in Originalzeichnungen, Kupferstichen, Holzschnitten, Lithographien und Photographien, sowie aus den Sammlungen von Gebrauchsgraphik und alter Photographien. Weiters gehören zur Kunstblättersammlung Handzeichnungen des 15. und 20. Jahrhunderts und Plakate sowie japanische Farbholzschnitte, Holzschnittbücher und Färberschablonen, die von der ostasiatischen Abteilung betreut werden.

Woher aber kamen die Bestände, wie wurden sie gesammelt? Unmittelbar nach der Gründung des Museums lieh *Rudolf von Eitelberger* seine eigene Kunstbibliothek und stellte sie im Ballhause auf. Durch Ankäufe und Geschenke sammelte sich aber rasch ein beachtlicher Bücherbestand an. Schon im Oktober 1869 wurde der erste, dem System der Museumssammlungen entsprechende, systematisch geordnete Katalog veröffentlicht. Eine erweiterte Ausgabe unter Beibehaltung des sammlungsbezogenen Ordnungsprinzipes folgte 1883.

Von Anfang an legte man auf einen reichen Bestand an Fachzeitschriften Wert, der dem Publikum im Zeitschriftensaal zur Verfügung stand. Von den zahlreichen, besonders wertvollen Druckwerken der Zeit von der Entstehung des Buchdruckes bis 1800 seien das *Gantz new Modelbuch* von Wilhelm Hoffmann aus dem Jahre 1607, das nur in dem einzigen, in der Bibliothek vorhandenen Exemplar bekannt ist, erwähnt – es wurde 1875 erworben –, oder die aus 28 Bänden bestehende Gesamtausgabe von den Werken der Piranesi, die anläßlich der Silberhochzeit des Kaiserpaares 1879 von Paul Wasserburger der Bibliothek gewidmet wurde. Eine besondere Bereicherung erfuhr die Abteilung 1866 durch die Übernahme der Bibliothek und der aus 5775 Blättern bestehenden Mustersammlungen der k.k. Porzellanmanufaktur gelegentlich ihrer Auflassung.

Den Grundstock der Kunstblättersammlung bildet die Erwerbung der Sammlung von Ornamentstichen 1863 aus dem Besitz des Kunsthändlers W. Drugulin, Leipzig. Von internationaler Bedeutung ist das Vorhandensein des Gesamtwerkes des französischen Ornamentstechers Francois Cuvillier. Die systematische Vermehrung der Ornamentstichsammlung war und ist stets ein besonderes Anliegen. Der wohl sensationellste Ankauf der Bibliothek glückte 1873 anläßlich der Wiener Weltausstellung. Man erwarb 60 ganzseitige Illustrationen zu dem phantastischen persischen Roman

*Hamza-Nama,* eine der bedeutendsten Moghulhandschriften des 16. Jahrhunderts.
Aus der Sammlung kostbarer und besonders gesuchter Bucheinbände sind vor allem jene hervorzuheben, die für die bedeutendsten Bücherliebhaber der Renaissance, Jean Grolier und Thomas Mailoli hergestellt wurden, sowie ein Einband für den französischen König Heinrich II. und dessen Geliebte Diana von Poitiers.
Der für die Bibliothek und ihre Sammlungen so bedeutende Direktor *Hans von Ankwicz-Kleehoven* konnte im Jahre 1931 2540 Blatt Möbelzeichnungen aus der Josef Danhauser'schen Möbelfabrik auf der Wieden zum Teil käuflich und als Widmung erwerben. Ihm gelang es auch, die heute so wertvollen Entwürfe und Zeichnungen der *Wiener Werkstätte,* etwa 10.000 Blatt, gemeinsam mit dem Archiv des Unternehmens für die Bibliothek zu übernehmen.
1969 wurden die regelmäßigen Bibliotheksausstellungen wieder aufgenommen und eine neue Schriftenreihe der Bibliothek begründet, die bis zu 26 Bänden angewachsen ist und fortgeführt werden soll.
Aufgabe des Leiters der Bibliothek und Kunstblättersammlung ist es zu wissen, daß die Sammlungen einen historisch bedeutsam gewachsenen Bestand darstellen, der für die Erforschung vor allem historistischen Gedankengutes wichtig ist. Daher darf die systematische Ordnung nach Hilfsquellen für die Erforschung aller kunstgewerblichen Techniken nicht zerstört werden, muß aber mit allen Mitteln moderner Erfahrung und Technik immer mehr dem Publikum erschlossen werden. Neue Formen katalogmäßiger Erschließung zu erarbeiten ist wohl eine der wichtigsten Tätigkeiten innerhalb der zu den musealen Sammlungen bezogenen und daher in ihrer Systematik für Europa einzigartigen kunstgewerblichen Fachbibliothek. Andere, ähnlich aufgebaute Bibliotheken wurden in der Preußischen Bibliotheksordnung vereinheitlicht. Selbst die unserer Bibliothek am nächsten stehende kunstgewerbliche Fachbibliothek, nämlich die des *Victoria and Albert-Museums* in London, ist heute der *National Library* untergeordnet; die Sammlung von Büchern ist von den graphischen Beständen getrennt. Gerade diese Trennung aber steht in Widerspruch zu der nach Ganzheit strebenden Gründungsidee und muß weiterhin vermieden werden. Die Bibliothek und Kunstblättersammlung war und ist als „Dienstleitungsbetrieb" für das Museum ebenso gedacht wie als eigenständige wissenschaftliche Institution, als Sammlungszentrum für alle das Kunstgewerbe betreffende Fragen. Man wird darum weiterhin trachten, alle Neuerscheinungen von Büchern zum Thema *Angewandte Kunst,* das in weitestem Sinne verstanden sein soll, zu erwerben, um die Stellung einer Fachbibliothek von großer Bedeutung zu erhalten. Die Sammlung von Ornamentstichen wie jene der verschiedensten Zweige graphischer Künste sind stets zu erweitern und zu ergänzen.
Den Schwerpunkt einer neu orientierten Erwerbungstätigkeit aber sollte der Aufbau einer Abteilung des *Industrial Design* bilden. War es zur Gründungszeit von Museum und Bibliothek die Stilkopie, der vor allem Bedeutung zukam, so muß, führt man die damals festgelegten Aufgaben konsequent und gegenwartsbezogen fort, heute der Entwurf zum „Objektalltag" gesammelt werden – eine Sammeltätigkeit, mit der man bereits längst hätte beginnen müssen, wären die dafür notwendigen finanziellen Mittel wie auch der Sinn für eine Neuorientierung dagewesen. Es muß daher der Erwerb von Studienblättern, deren Bedeutung nicht unterschätzt werden darf, bis hin zu fertigen Entwürfen zu Gebrauchsgegenständen nicht nur österreichischer Designer, sondern international ausgerichtet, im Vordergrund künftiger Aktivitäten stehen. Das richtunggebende Prinzip der Bibliothek, Orientierungszentrum für Entwerfer, Studierende, Erforscher der Zeitströmungen und ihrer jeweils neuesten Entwicklungen zu sein, wäre damit verfolgt.
Die Dualität der weiteren Erforschung des historischen Bestandes kunstgewerblicher Vorlagen aller Art und der Neuorientierung im Vorhandensein einer gegenwartsbezogenen Designsammlung wird der Bibliothek und Kunstblättersammlung wieder jene Bedeutung zukommen lassen, die ihr eigentlicher Gründungsauftrag ist und die sie zum gesuchten und wiederum aktuell orientierten Zentrum werden läßt.

CHRISTIAN WITT-DÖRRING

# Das Möbel

Eine Sammlung, die in über 120 Jahren kontinuierlich gewachsen ist, gibt uns die Möglichkeit, nicht nur einen historischen Überblick über ein spezifisches Fachgebiet, in unserem Fall Möbel, zu erhalten, sondern gewährt vor allem auch Einsicht in die kulturhistorischen und politischen Entwicklungen dieser Zeitspanne. Am markantesten und für die Entwicklung der letzten vierzig Jahre bestimmend, scheint mir in diesem Zusammenhang die erfolgte Umorientierung des Sammlungsbestandes von einem ausschließlich materialbezogenen (Holz) zu einem typenmäßig (Möbel) erfaßten gewesen zu sein. Heute befindet sich diese rein museal dokumentierende und bewahrende Einstellung dem Objekt gegenüber bereits wieder in einer Phase der Überlegung und Umstrukturierung. Als neue Bezugskomponente des Museumsalltags scheint sich neben wissenschaftlichen Aspekten immer stärker die Suche nach einer kulturellen Identitätsfindung herauszukristallisieren – eine Identitätsfindung in Zusammenhang mit einer Bestandsaufnahme unserer kulturellen, wirtschaftlichen, sozialen und politischen Situation, die gleichzeitig zu einer Neubestimmung unserer Erwartungen und Ziele führen kann. Notwendig ist dies geworden durch die Tatsache, daß wir realisieren, neuerlich am Ende eines Entwicklungsabschnittes unserer Kulturgeschichte angelangt zu sein.

Die für die meisten Reformbestrebungen des 19. und 20. Jahrhunderts verantwortliche soziale Bezugsschichte war die Masse des Proletariats, das in unserer postindustriellen Gesellschaft aufgehört hat, die Rolle des „erlöst werdens“ zu spielen. Der aktuelle Bezugspunkt für die heute stattfindende Reform ist das Durchschnitts-Bürgertum, das eine bis dato in der Menschheitsgeschichte noch nicht gekannte, durch einen allgemeinen schulischen Erziehungsprozeß geformte Konsumentenmasse darstellt. Einerseits wurde durch den gesellschaftlichen Demokratisierungsprozeß der Zugang zur Konsumproduktion auf breiter Basis ermöglicht, was wiederum eine entsprechende Ausdrucksvielfalt im Warenangebot zur Folge hatte. Andererseits wurden dadurch aber auch Qualitäts- und Wertmerkmale verwischt und aufgelöst, die es für den Durchschnittskonsumenten immer schwieriger werden ließen, eine Auswahl aus der vielschichtigen Produktpalette zu treffen.

Dieses bestehende Wertvakuum hat dazu geführt, daß die Dinge für sich nur mehr schwer in eine Wertskala einordbar sind. Als eine Art Sicherheits- und Ordnungsmechanismus hat sich daher die Rechtfertigung von Dingen durch ein in Beziehung bringen mit der Geschichte entwickelt. Der dadurch erreichte Ordnungseffekt kann dabei ein neues Bewußtsein erzeugen, das aus der Erfahrung der geschichtlichen Entwicklung genährt wird. Von der Aufklärung angefangen, über Viollet-le-Duc, die *arts and crafts*-Bewegung bis hin zur Wiener Kunstgewerbereform der sechziger und siebziger Jahre des 19. Jahrhunderts und der Jahrhundertwende wurde immer wieder eine Bestandsaufnahme und Analyse des bisher geschaffenen als Reformmittel für eine neue kulturelle Identitätsfindung eingesetzt.

Eine Möglichkeit, unserer heutigen Objektwelt ihre Wertskala zurückzugeben, liegt in der detaillierten Analyse unseres Alltags und den damit verbundenen Bedürfnissen aus Gefühl und Intellekt. Entwicklungsreihen müssen zu ihrem Ausgangspunkt zurückverfolgt werden. Aus diesem Grund wird die bis jetzt praktizierte reine Vermittlung von Wissen über Kunstgewerbe in den Hintergrund treten und der Schaffung eines Bewußtseins durch Objekte Platz machen müssen. Als Ergebnis könnte eine, in Ansätzen bereits vorhandene, Wiederbelebung österreichischer Lebensqualität entstehen, die nicht ephemere Mode, sondern gewachsener Ausdruck vorhandener Kräfte ist.

Die zu Beginn des Museums verfolgte Sammlungspolitik war nicht so sehr darauf bedacht durch gezielte Ankäufe einen gewissen Bestand an historischen Möbelstücken zu erwerben, sondern konzentrierte sich darauf, Leihgaben und Geschenke zu erhalten, die in abwechselnden Schaustellungen präsentiert wurden. So gelangten vom Wiener Polytechnikum die hervorragendsten Vertreter klassizistischer Möbelkunst, Arbeiten des deutschen Kunsttischlers David Roentgen an das Museum. Sein Kunstschrank, sowie die beiden Spieltische und zwei wandgroße Marketerietafeln bilden heute einen der Hauptakzente der Möbelsammlung. Gemäß der herrschenden Geschmacks- und Kunstauffassung war man in der aktiven Erwerbungspolitik fast ausschließlich an Stücken der Gotik und der Renaissance interessiert, die nicht so sehr ihres historischen Wertes wegen, sondern als Vorbildmaterial für die zeitgenössische Möbelproduktion ausgewählt wurden. Die Weltausstellungen von Paris 1867 und 1878 sowie die von Wien 1873 boten

Gelegenheit, zum ersten Mal auch die zeitgenössische internationale Produktion in den Sammlungsbestand aufzunehmen. Das Museum erwarb vor allem kleinere Arbeiten, die gewisse Techniken in ihrer größten Vollendung vertreten sollten. Es waren dies Florentiner Schnitzarbeiten von Frullini und Giusti, sowie zu Kleinmöbeln verarbeitete Intarsien und Marketerien aus dem Fernen und Nahen Osten. Johann Fürst von Liechtenstein, einer der großen Gönner des Museums, widmete drei moderne englische Möbelstücke, die wichtige Vertreter der englischen Reformbewegung der fünfziger beziehungsweise siebziger Jahre sind (zwei Buffetschränke nach Entwürfen von Thomas E. Colcutt und Bruce J. Talbert und ein Sessel von Augustus W. Pugin). Als vorrangigen Aspekt der Sammelpolitik beauftragte die Direktion des Museums, führende Entwerfer, die zumeist auch Professoren an der *Kunstgewerbeschule* waren, in Zusammenarbeit mit bekannten Wiener Handwerkern beispielgebende Stücke zu verfertigen. Ein von Josef Storck entworfener und von Ferdinand Laufberger bemalter Prunkschrank kam als Exponat für die Wiener Weltausstellung von 1873 auf diese Weise in den Sammlungsbestand. Aus den Mitteln des *Hoftiteltaxfonds* konnten der Sammlung laufend neue, oft in Form von Aufträgen vergebene Stücke eingegliedert werden. Vor allem 1889 anläßlich der Ausstellung zum 25jährigen Jubiläum der Museumsgründung waren wiederum eine Reihe von Auftragsarbeiten realisiert und angekauft worden. Diese gezielten Auftragsarbeiten und Ankäufe bilden heute den Grundstock unserer Einrichtungsgegenstände aus der Zeit des Historismus und bieten durch ihre gesicherte Provenienz eine feste Grundlage für die Forschung.

Mit der Übernahme der Direktionsgeschäfte durch *Arthur von Scala* 1897 verlagerten sich auch für den Bereich der Möbel die Sammlungsschwerpunkte. Die Tendenz, nämlich die Auseinandersetzung mit dem einfachen, praktischen Gebrauchsmöbel, die bereits *Jakob von Falke* in seinem Buch *Die Kunst im Hause* eingeleitet hatte, setzte sich durch und wurde von nun an auch im Sammlungsbestand berücksichtigt. Als ehemaliger Direktor des *Handelsmuseums* brachte Scala bei dessen Auflösung einen großen Bestand an internationaler Handelsware (Gebrauchsmöbel) an das *Österreichische Museum.* Dieser neue, eher das tägliche Leben als das spektakuläre Einzelstück veranschaulichende Bestand wurde nun systematisch durch moderne englische Möbel und Stilkopien ergänzt, die eben diesen Charakter der alltäglichen Qualität in das Bewußtsein des Besuchers rücken sollten. Der bisherigen Museumspolitik treu, griff Scala auch in die Gestaltung der täglichen Umwelt, und hier vor allem in die der bisher von ästhetischen Reformen in Österreich vernachlässigten des Arbeiterstandes und des Kleinbürgertums aktiv ein. Einen wichtigen Beitrag lieferte dazu der von Scala 1899 aus Mitteln des *Hoftiteltaxfonds* initiierte Wettbewerb für die Einrichtung eines Wohnzimmers für einen verheirateten Arbeiter. Der zweite Preis dieser Konkurrenz kam als Geschenk des Entwerfers und Herstellers Sigmund Jaray in die Möbelsammlung.

Mit der 1896 im *Österreichischen Museum* veranstalteten Wiener Kongreßausstellung rückte die Kunstproduktion der Empire- und Biedermeierzeit wieder in das öffentliche Interesse. Gleichzeitig hatte aber auch der Wiener Kunstfrühling die Qualitäten dieser bis dahin völlig vernachlässigten und abgelehnten Stilperiode wiederentdeckt und in ihm die Inspirationsquelle für einen neuen künstlerischen Ausdruck erkannt. Das Museum reagierte mit dem Ankauf seines ersten Möbelstückes aus dieser Stilperiode (Schreibtisch von Benedikt Holl), dem bald weitere folgten. Die negative Seite dieser neu erschlossenen Inspirationsquelle war ihre wenig kreative Verarbeitung in Form von Empire- und Biedermeier*stil*möbeln.

Auf der Pariser Weltausstellung von 1900 wurden für die Möbelsammlung neben einer größeren Anzahl von Marketeriearbeiten (Maison Kruger und Majorelle) nur ein Tisch von Eduard Colonna bei Bing erworben. Man beschränkte sich vor allem auf die Erwerbung einfacherer Möbelstücke nach Entwürfen von Schülern der *Kunstgewerbeschule* und aus dem Fachschulbereich. Mit Ausnahme des Buffetschrankes *Der reiche Fischzug* von Koloman Moser, der durch das k. k. Ministerium für Cultus und Unterricht auf der VIII. Ausstellung der *Secession* angekauft und dem Museum zugewiesen wurde, kam erst 1908 eine Arbeit Josef Hoffmanns (Schmuckkassette von der *Wiener Werkstätte* ausgeführt) in den Besitz des Museums. Nichtsdestoweniger vermittelt der zu dieser Zeit erworbene Bestand einen Eindruck über die Produktion der gehobenen Durchschnittsware, die ansonsten nur schwer dokumentierbar ist. Markante Hauptwerke von Entwerfern und Architekten der Wiener Jahrhundertwende fanden erst ab den sechziger Jahren systematisch Aufnahme in die Sammlung.

Der Erste Weltkrieg und seine Konsequenzen wirkten sich auch auf den Bestand der Möbelsammlung nachhaltig aus, was zur Folge hatte, daß uns heute internationale Beispiele der zwanziger und dreißiger Jahre vollkommen fehlen. Der Zusammenbruch der Monarchie bewirkte aber auch die Überführung einer Fülle historischer Möbel aus dem Bestand des ehemaligen Hofmobiliendepots, das seine ursprüngliche Funktion verloren hatte. Dadurch kamen hochrangige österreichische Möbel der Empire- und Biedermeierzeit sowie der erste größere Bestand österreichischer Möbel des 18. Jahrhunderts in das Museum. Die Wirtschaftskrise sowie die soziale Neuordnung Österreichs in der Zwischenkriegszeit bedeutete für eine große Anzahl von Wiener Privatsammlungen und Klostersammlungen ihre Auflösung oder Dezimierung. So kamen aus der ehemaligen Sammlung János Graf Pálffy französische Möbel des Empire und Directoire und aus dem Besitz von Stift Admont das älteste Möbelstück des Museums, ein Faltstuhl aus dem 13. Jahrhundert.

Während der Zeit des Anschlusses und des Zweiten Weltkrieges war abermals an keine aktive Ankaufspolitik im alten Umfang zu denken. Im Gegenteil, fast der gesamte Bestand an Plastiken mußte im Zuge einer Museumsneuordnung, die aus dem ehemaligen Museum *für* angewandte Kunst ein Museum *der* angewandten Kunst machte, an das *Kunsthistorische Museum* abgegeben werden. Desgleichen wurden fast sämtliche englischen und eine bedeutende Menge österreichischer Möbel der Jahrhundertwende im Dorotheum versteigert oder aber als Bühnenausstattung an die Bundestheater verkauft. Dem Kriegsgeschehen selbst fiel schließlich fast ein Drittel der Möbelsammlung zum Opfer. Darunter befanden sich bis auf wenige Ausnahmen alle aus dem Hofmobiliendepot übernommenen Biedermeiermöbel, wichtige Einzelstücke wie der Prunkstuhl aus der Kapelle des Palazzo Medici-Ricardi in Florenz und die Intarsientafel mit dem Selbstporträt des Sienesen Antonio Barile.

Die ersten Jahre nach dem Zweiten Weltkrieg bedeuteten für die Möbelsammlung ein Sichten der nach der Verlagerung rückgeführten Restbestände und deren sukzessive Restaurierung, die bis heute anhält. Eine für den Stellenwert der Möbelsammlung nach den großen Verlusten des Krieges nicht hoch genug einzuschätzende Bereicherung stellte die Widmung Clarisse Rothschild dar. Durch sie gelangte die bisher nicht vertretene französische Möbelkunst des 18. Jahrhunderts in Beispielen von höchster Qualität in die Sammlung. Für die weitere Entwicklung der Sammlung war deren Organisation in einer eigenen Abteilung eine wichtige, zukunftsweisende Neuerung. *Franz Windisch-Graetz* wurde 1954 ihr erster Leiter und war bis 1978 verantwortlich für ihren qualitativen und quantitativen Wiederaufbau. Unter seiner Ägide wurden die im Laufe der Zeit durch geschichtliche Einflüsse entstandenen Lücken zu schließen begonnen. Durch den Ankauf eines großen Teils der Wohnungseinrichtung Dr. Hermann Wittgenstein, von Möbeln aus dem Besitz von Kolo Moser und Fritz Waerndorfer ist endlich auch die Luxusproduktion nach Entwürfen von Hoffmann und Moser in Ausführungen der *Wiener Werkstätte* vertreten und heute mit ein Grund für den internationalen Ruf der Sammlung. Die laufende Erwerbung von für die Entwicklung des Wiener Einzelmöbels der zwanziger und dreißiger Jahre typischen Arbeiten von Josef Frank, Oskar Strnad, Felix Augenfeld und anderen half schließlich die Lücken der Zwischenkriegszeit teilweise zu schließen. Das zeitgenössische Möbel fand nur Eingang in die Sammlung, wenn es traditionelle Herstellungmethoden vertrat. So besitzt das Museum, als Resultat der Ausstellung *Sitzen 69* einen Überblick über das Sitzmöbel der sechziger Jahre mit Betonung des skandinavischen Bereiches. Auch die 1971 veranstaltete Ausstellung *mobilia phantastica* versuchte, Impulse für den traditionellen Qualitätsbegriff eines künstlerisch entworfenen und nach alten Handwerkstechniken verfertigten Möbels zu geben. Eine für Österreich neue Initiative setzte Windisch-Graetz, indem er mit Hilfe österreichischer Geldinstitute eine Reihe wichtiger Objekte (Wöchnerinnentisch von Carlin, Bronzetisch von Martitz, österreichische Sitzmöbelgarnitur um 1740/50, usw.) für die Möbelsammlung sichern konnte. Den Grundstock unserer heutigen Bugholzmöbelsammlung bildete 1969 das Geschenk einer öffentlichen Körperschaft, das 43 Stücke umfaßt.

Während der letzten Jahre konzentrierte sich die Ankaufs- und Erwerbungspolitik vor allem auf die Komplettierung der Jugendstilbestände (Wohnzimmerecke von A. Loos 1901, Schlafzimmereinrichtung von J. Hoffmann 1898/99, Möbel von O. Wagner und J. Olbrich), das Ersetzen der im Krieg vernichteten Biedermeiermöbel (Sitzgarnitur von J. Danhauser) und den Erwerb früher Vertreter des Historismus (Armlehnsessel von C. Leistler 1851), die zur Zeit der Museumsgründung als Vorlagenmaterial nicht mehr in Frage kamen und daher auch nicht gesammelt wurden. Ein informativer Bestand an Beispielen der internationalen Produktion in den fünfziger bis siebziger Jahren unseres Jahrhunderts ist dabei, aufgebaut zu werden, um einen lückenlosen Anschluß an die gegenwärtige Entwicklung gewährleisten zu können, deren mögliche Richtungen bereits durch einige Stücke wie den *Sessel für Proust* von A. Mendini 1978 aufgezeigt werden.

ELISABETH SCHMUTTERMEIER

# Objekte aus Metall

Das erste Objekt, das für die Metallsammlung 1863 angekauft wurde, war eine galvanoplastische Kopie des Landschadenbundpokales aus der Zeit um 1570. Das Original dazu befindet sich heute im Museum für Kulturgeschichte und Kunstgewerbe am Landesmuseum *Joanneum* in Graz. Die Auffassung, daß Galvanos Originale ersetzen könnten, prägte die damalige Sammlungstätigkeit der Metallkustoden. Der Erwerb eines Originals wurde nicht als unbedingt notwendig erachtet, weil die Vorbildwirkung des Gegenstandes auch in der Kopie erkannt werden konnte. Für das Wiederentdecken und Nachvollziehen vergangener handwerklicher Techniken und die Sensibilisierung des Betrachters bezüglich eines bestimmten Materials war jedoch das Vorhandensein des Originals unerläßlich. So wird 1864 als achte Eintragung im Goldschmiedekunstinventar ein deckelloser Pokal genannt, der in der Mitte des 16. Jahrhunderts in vergoldetem Silber ausgeführt wurde.

Die hohen Ankaufspreise und die Seltenheit der Objekte – von allen die Jahrhunderte hindurch erzeugten Goldschmiedearbeiten sind in unserer Zeit nur noch ca. 4% vorhanden – ließen häufig den Erwerb von Originalen nicht zu. Den Inventareintragungen nach zu schließen, waren anfänglich Kultgeräte leichter als profane Gegenstände zu erhalten. In den neunziger Jahren begann das Museum österreichische Goldschmiedearbeiten aus dem 18. und 19. Jahrhundert zu sammeln, unterstützt durch fortlaufende Widmungen des Sammlers Albert Figdor. Eine Bereicherung brachte auch die Ausstellung alter Gold- und Silberschmiedearbeiten 1907, die auf der wissenschaftlichen Tätigkeit von *Eduard Leisching* beruhte.

Durch Legate bedeutender Sammler, Ankäufe und Tausch konnte die Goldschmiedesammlung, deren Schwergewicht auf den profanen Geräten des 16. bis 19. Jahrhunderts liegt, wesentlich aufgestockt werden. Genaue Zahlen können leider nicht genannt werden, da durch den Ausgleich mit dem *Kunsthistorischen Museum* im Jahr 1940 eine größere Anzahl von antiken Objekten und „Kunstkammerstücken" abgegeben werden mußte und durch Gegenstände anderer Perioden teilweise ersetzt wurde.

Zu den ersten Erwerbungen der Schmucksammlung gehörten neben außereuropäischen griechische und römische Schmuckstücke; letztere hat man ebenfalls 1940 fast vollständig aus dem Sammlungsbestand ausgeschieden. Auf der Weltausstellung 1873 in Wien wurden neben verschiedensten Metallgeräten auch damals modische Antikenkopien von Juwelieren und volkstümlicher Schmuck angekauft. Aus der Allerheiligenkirche in Hall in Tirol kamen 1881 zwei Perlenkronen und ein Kelch, besetzt mit Gewandschmuck aus der Zeit um 1590 ans Museum. Der sog. *Haller Schmuck* besteht aus 213 Einzelteilen und wurde als „geistliches Heiratsgut" von den Erzherzoginnen Christierna und Leonora von Innerösterreich 1607 bei deren Eintritt in das Damenstift Hall dem Kloster eingebracht. Heute liegt der Schwerpunkt der Schmucksammlung eher auf Stücken aus dem 19. und 20. Jahrhundert.

Obwohl die Anzahl der Emailarbeiten nicht sehr groß ist, kann die kunsthandwerkliche Entwicklung vom Mittelalter bis zur Gegenwart anhand dieser Objekte doch recht gut dokumentiert werden.

Gegenstände aus unedlen Metallen wurden in einem eigenen Inventar zusammengefaßt. Wegen der anfänglichen Fixierung auf die geschmacksbildnerische Erziehung der Handwerker und der in der Industrie Tätigen wurden hauptsächlich Gesellen- oder Meisterstücke vergangener Jahrhunderte angekauft. Diese Tendenz ist bei den Kunstschlosserarbeiten stark spürbar. Hier reicht die Palette von Schlüsseln, Schlössern und Zunftzeichen bis zu Grabkreuzen und Balkongittern.

Ein weiteres Gebiet, das durch den Ausgleich 1940 stark zusammengeschrumpft ist, ist die Abteilung der Bronzen. So mußte fast das gesamte antike Hausgerät aus der Sammlung Castellani abgegeben werden. 1869 ist durch die Übernahme einer Kollektion aus dem Besitz des Barons Sardou die Plakettensammlung des Museums gegründet worden. In dieser Zeit wurden auch einige Bronzemörser und Türkloper von guter Qualität erworben. Figurale Bronzen sind hingegen nur spärlich vertreten.

Wie andere Abteilungen, wurde auch die Metallsammlung durch Ankäufe unter dem Direktor *Arthur von Scala* aufgewertet. Wir besitzen einen reichen Fundus von hauptsächlich österreichischem, englischem und französischem Kunstgewerbe aus der Zeit um 1900; Objekte, die man in dem Entstehungszeitraum vom Künstler oder Erzeuger direkt erwarb. Viele dieser Gegenstände wurden in das seit 1902 im *k.k. Österreichischen Museum für Kunst*

*und Industrie* geführten Wanderausstellungsinventar aufgenommen und stellen heute einen wichtigen Bestand der Jugendstilsammlung dar. Wie der Name sagt, wurden die aufgrund ihrer Vorbildwirkung angekauften Erzeugnisse nicht nur in Wien, sondern auch in der gesamten Monarchie in Wechselausstellungen präsentiert.
Eher bescheidene Kontakte scheint es zwischen dem Museum und dem damals in Wien führenden Kunstgewerbebetrieb, der 1903 gegründeten *Wiener Werkstätte,* gegeben zu haben, obwohl diese bereits in ihrer Anfangsphase international anerkannt war. Die ersten Arbeiten des Betriebes wurden auf der *Kunstschau* 1908 angekauft. Zahlreiche interessante Stücke erwarb das Museum aber erst 1967 anläßlich der Ausstellung *Die Wiener Werkstätte. Modernes Kunsthandwerk von 1903 bis 1932.*

In Anbetracht der großen Anzahl, der unterschiedlichen Qualität und Wertigkeit wird niemals der gesamte Bestand der Metallsammlung ausgestellt werden können. In der derzeitigen Aufstellung im Museum nach Epochen sind die Objekte nach ihrem Schwerpunkt innerhalb der verschiedenen Materialbereiche ausgestellt, so daß deren Bedeutung gewissermaßen an der Präsenz in den einzelnen Sälen gemessen werden kann. Da sich viele Themen besser analysieren lassen, wenn die historische Entwicklung aufgezeigt wird, wird es für die Metallsammlung nowendig sein, die kriegs- und gesellschaftsbedingten Lücken durch Ankäufe sinnvoll zu schließen, um einen repräsentativen Überblick vom Mittelalter bis zur Gegenwart bieten zu können.
Primäre Aufgabe des Kustos ist es heute, die Objekte nach wissenschaftlichen Kriterien zu erhalten, zu dokumentieren und für das interessierte Publikum nach verschiedenen künstlerischen und historischen Aspekten aufzubereiten. Dabei besteht die Möglichkeit, internationalen Trends – wie der momentanen Jugendstileuphorie – zu folgen oder mit der Erschließung bisher unbeachteter Gebiete neue Akzente zu setzen. Dies wird je nach den Beständen der Sammlung individuell zu entscheiden sein. Doch gerade die aufgrund des Platzmangels in den Schauräumen ins Depot verbannten Teilbestände stellen gewissermaßen eine Herausforderung und Verpflichtung zu einer eingehenden Auseinandersetzung dar. Es gilt daher zu überlegen, inwieweit diese Stücke für unsere Zeit Aktualität besitzen und noch Vorbilder sein können, wie sie in das museale Gesamtkonzept eingebunden und in welchem Zusammenhang sie der Öffentlichkeit präsentiert werden können.
Wenn sich auch die Einschätzung der angewandten Kunst von der handwerklichen und zweckdienlichen Gebundenheit zur geistigen Dimension freikünstlerischen „Designs" verschoben hat, so ist die traditionelle Aufgabe des *Österreichischen Museums,* den Geschmack der Produzenten und des Publikums zu wecken und zu verbessern, nach wie vor aufrecht. Nur kann dies nicht mehr, wie im vorigen Jahrhundert, durch das Kopieren von Vorbildern geschehen. Die Sammlungsbestände müssen heute eher ideenfördernd und zum Nachdenken anregend eingesetzt werden. In Österreich ist es vor allem der Schmucksektor, von dem gegenwärtig starke Impulse ausgehen, die sogar von einzelnen kommerziellen Juwelieren aufgenommen werden. Aufgabe des Museums wird es nun sein, die neuen Strömungen aufzuzeigen, umzusetzen und sie nicht nur einem Kreis von Eingeweihten, sondern der breiten Öffentlichkeit anzubieten. Durch eine solche Museumsarbeit, bei der das Zusammenwirken verschiedener Abteilungen an gemeinsamen Projekten unerläßlich ist, besteht die Chance, dem interessierten Publikum seine Umwelt bewußtzumachen und auf verschiedene Aspekte hinzuweisen, die ihm helfen, diese besser zu verstehen und – die Produktkultur betreffend – besser zu gestalten.

JOHANNES WIENINGER

# Ostasiatische Kunst und islamisches Kunstgewerbe

Schon seit Gründung des Museums waren Objekte aus dem nahen und fernen Osten im Sammlungsprogramm enthalten, aber erst 1936 wurde eine eigene Abteilung für außereuropäische Kunst geschaffen. Bis zu diesem Zeitpunkt waren die außereuropäischen Sammlungsobjekte gemeinsam mit den europäischen nach Materialien geordnet aufbewahrt. Erst durch die Zusammenführung des außereuropäischen Kunstgewerbes durch *Viktor Griessmaier* – ab 1936 im Museum tätig, von 1959 bis 1967 Direktor – wurde eine sukzessive wissenschaftliche Bearbeitung der Bestände möglich.

Die Ostasiensammlung des *Österreichischen Museums für angewandte Kunst* hat heute einen Bestand von ca. 20.000 Objekten, wobei das Schwergewicht in geographischer Hinsicht bei China und Japan, in zeitlicher im ausgehenden 18. sowie im 19. Jahrhundert liegt. Dies erklärt sich aus der Geschichte der Sammeltätigkeit, wobei nicht von einer kontinuierlichen Ankaufspolitik gesprochen werden kann. Oft ergriff man günstige Gelegenheiten und erwarb größere und qualitätvolle Sammlungen. Derartige Möglichkeiten boten sich schon bei den Weltausstellungen in Paris 1867 und in Wien 1873 sowie bei der ersten offiziellen Kontaktaufnahme der Donaumonarchie mit dem fernen Osten, der österreichisch-ungarischen Expedition nach Siam, China und Japan in den Jahren 1868–1871, an der übrigens auch *Arthur von Scala* als Berichterstatter des Handelsministeriums teilnahm. Bei diesen drei historisch bedeutsamen Ereignissen konnte das Museum eine Reihe wertvoller zeitgenössischer Objekte aus dem asiatischen Raum erwerben, vereinzelt gelang es auch Objekte aus älteren Perioden nach Wien zu holen.

Die Schenkungen und Ankäufe aus dieser Zeit sollten nicht nur den Grundstock zu einer der umfangreichsten Ostasiensammlungen Europas bilden, sie spiegeln auch das Informationsbedürfnis dieser Zeit über ferne Länder wider.

Die tiefgreifenden Eindrücke, welche diese Arbeiten auf Künstler der Jahrhundertwende ausübten, lassen sich auch an den Studienarbeiten der *Kunstgewerbeschule* ablesen. Künstler und Handwerker studierten die Sammlungen und schöpften daraus Anregungen für Ihre eigenen Werke.

Anläßlich der Wiener Weltausstellung wurde der *Cercle oriental* gegründet, um die guten Wirtschaftsbeziehungen Österreichs zum asiatischen Raum zu pflegen. Dieser Verein eröffnete 1875 das *Orientalische Museum,* das 1886 zu einem *Österreichischen Handelsmuseum* erweitert wurde und unter der Leitung Scalas stand.

Nach dessen Übertritt an das *Österreichische Museum für Kunst und Industrie* und nach der 1906/1907 begonnenen Auflösung des *Handelsmuseums* gelangten die Bestände – vor allem zeitgenössische Arbeiten von kunsthistorischer und ethnographischer Bedeutung an den Stubenring und an das heutige *Museum für Völkerkunde.* Die großteils gemeinsame Erwerbungsgeschichte dieser beiden Wiener Sammlungen findet auch heute in freundschaftlichen Beziehungen und gemeinsamen Projekten ihren Niederschlag.

Arbeiten aus dem asiatischen Raum wurden in der ersten Hälfte unseres Jahrhunderts im Wiener Kunsthandel viel häufiger angeboten als heute.

Der Doyen der Wiener Händlerschaft war Anton Exner. Mit den von seiner ersten Ostasienreise 1910 nach Wien mitgebrachten und zum Verkauf angebotenen Kunstobjekten erzielt er einen so großen Erfolg, daß er 1911 in Wien einen Kunsthandel für ostasiatische Kunst und Kunstgewerbe eröffnete. Jährliche Reisen mit der sibirischen Eisenbahn nach China und Japan schärften seine Kenntnisse von Kunst und Kultur, so daß es Anton Exner und seinem Sohn Walter gelang, mit den in Asien erworbenen Gegenständen eine sehr qualitätvolle Privatsammlung aufzubauen. Diese Tätigkeit begann kurz nach 1935 – binnen drei Jahren erreichte seine Kollektion einen Umfang von 3500 Objekten – und fand gleichzeitig mit dem Aufbau der Ostasiensammlung des Museums statt. Zu dieser Zeit konnte in Wien kaum eine Ausstellung ohne Beteiligung der Sammlung Exner stattfinden.

Die damals diskutierte Idee eines Ostasienmuseums mit der Sammlung Exner als Kern konnte infolge der Zeitumstände nicht verwirklicht werden, so daß Vater und Sohn Exner Teile ihrer Sammlung dem heutigen *Österreichischen Museum für angewandte Kunst* – zunächst als Leihgabe – anvertrauten.

Nach mannigfachen Tauschaktionen, Widmungen und Ankäufen besitzt das Museum heute ca. 3000 Objekte aus der Sammlung Exner, darunter überaus kostbare Kunstwerke von der Zeit des Neolithikums bis zum Beginn des 20. Jahrhunderts. Besonders erwähnenswert ist die Kollektion japanischer Farbholzschnitte aus dem 18. und 19. Jahrhundert. 1968 übernahm *Herbert Fux* – 1982–1985 auch

Museumsdirektor – die Leitung der Ostasienabteilung. Schwerpunkte seiner Tätigkeit waren neben der Fortführung der wissenschaftlichen Bearbeitungen der Sammlungsbestände und seiner regen Publikationsaktivitäten die Erarbeitungen zahlreicher Ausstellungen, unter denen *Archäologische Funde der Volksrepublik China* 1974 und *4000 Jahre Ostasiatische Kunst* in Krems 1978 mit ausführlichem Sammlungskatalog Höhepunkte darstellten. Fux' gezielte Ankaufspolitik war ausgerichtet auf den Erwerb weniger, aber qualitativ hochstehender Objekte, welche den Sammelbestand sinnvoll ergänzen.

Infolge von Bauschäden am Museumsgebäude sowie einer geplanten Neuaufstellung der Sammlungen und Schauräume des Museums kam es Ende der siebziger Jahre zur Schließung des Exner-Saales, in dem ein Teil der China- und Japan-Sammlung ausgestellt war, 1979 wurden dann in großzügiger Weise die besten Objekte aus der Frühzeit chinesischen Kunsthandwerkes bis zur Ming-Periode neu aufgestellt.

In nächster Zeit muß es Aufgabe der zuständigen Stellen, des Museums sowie der Abteilung sein, Möglichkeiten zu finden, die übrige Sammlung in einer permanenten und repräsentativ gestalteten Aufstellung zu zeigen und diese laufend durch einschlägige Sonderausstellungen zu ergänzen.

Die Fortsetzung einer gezielten Ergänzung der Ostasiensammlung ist in der Ankaufspolitik selbstverständlich oberstes Ziel, wobei hier wie überall Einschränkungen durch die knappen finanziellen Mittel des Museums entstehen. Wir werden jedoch Mittel und Wege finden müssen, dem ständig steigenden öffentlichen Interesse an außereuropäischer Kunst, welches durch hohe Besucherzahlen bei Sonderausstellungen dokumentiert ist, Rechnung zu tragen.

In der Ostasiensammlung laufen zur Zeit zwei längerfristige Projekte; einerseits wird eine Neukatalogisierung der reichen Bestände an Farbholzschnitten in Angriff genommen und soll von Publikationen und Ausstellungen begleitet werden, andererseits werden die japanischen Färberschablonen, von denen das Museum ca. 10.000 Stück besitzt (die Hälfte der Objektanzahl der Sammlung), bearbeitet und für das Studium aufbereitet. Ein Projekt, das – wie wir schon jetzt sehen – für die Japonismusforschung von großer Bedeutung sein wird.

Es wäre jedoch verfehlt, würde man die Ostasiensammlung nur in Beziehung zur europäischen Kunst betrachten und bearbeiten. Gerade im Erkennen und Bewerten der Eigenständigkeit künstlerischer Äußerungen fremder Kulturen liegt für uns die Chance einer Annäherung an außergewöhnliche Denkensweisen und mehr Verständnis fremder Zivilisationen.

Von diesen Maximen ausgehend sind von der Sammlung außereuropäischer Kunst zukünftig Beiträge zur Darstellung komplexer Zusammenhänge historischer und gegenwartsbezogener Themen zu erwarten.

## Islamisches Kunstgewerbe

Die Sammlung islamischen Kunstgewerbes ist wohl vom Umfang her die kleinste Abteilung des Hauses. Sie enthält Arbeiten aus verschiedenen Materialien, wobei der Schwerpunkt auf Keramiken liegt. Außerhalb der Abteilung sind die Orientteppiche – in die Textilsammlung eingegliedert – sowie die Miniaturen des *Hamza*-Romanes – in der Kunstblättersammlung aufbewahrt – von besonderer Bedeutung für die islamische Kunstgeschichte.

Eine umfassende Darstellung islamischer Kulturen ist mit den vorhandenen Objekten nicht einmal annähernd möglich. Dies ist jedoch eine für viele Sammlungen islamischer Kunst geltende Situation. Die bisher durchgeführte Bearbeitung und Präsentation nach Schwerpunkten wird als Konzept beibehalten werden.

Den Interessen der Sammlungsleiter entsprechend wurden bisher vor allem Objekte aus frühislamischen Perioden bearbeitet und publiziert; in letzter Zeit aber sind wir stärker bemüht, auch spätere Epochen zu bearbeiten und auszustellen. Die Beteiligung an internationalen Ausstellungen ist beispielsweise eine Möglichkeit, Zusammenhänge und Entwicklungen aufzuzeigen.

WALTRAUD NEUWIRTH

# Gefäße und Objekte aus Glas und Keramik

Bei dem von mir zu betreuenden Bestand handelt es sich um zwei Sammlungsbereiche: Glas und Keramik. Vom zeitlichen Umfang her betrachtet, reichen sie vom Mittelalter bis zur Gegenwart (ursprünglich waren noch das antike Glas und die antike Keramik vertreten, die im Rahmen eines Tausches an das *Kunsthistorische Museum* abgegeben werden mußten).

In bezug auf die vorhandenen Materialien und Techniken sind beim Glas vor allem die venezianischen Gläser, Schliff- und Schnittglas, Über- und Unterfangglas, Glas mit Malerei, Beize und Ätzung, irisierende und lüstrierende Gläser sowie der Bestand an Glasmalerei (von kleinen Scheiben bis großformatigen Kirchenfenstern) hervorzuheben; auf dem Gebiet der Keramik Majolika, Fayence, Steingut und Steinzeug, Kachelöfen, Porzellan aller wichtigen europäischen Manufakturen (mit Schwerpunkt Wien).

Die Keramiken und Gläser gelangten in Form von Ankäufen, Widmungen und Leihgaben in die Sammlungen; eine ausführliche Darstellung der Sammlungsgeschichte würde hier zu weit führen (für die Zeit bis 1914 in den Katalogen *Das Glas des Jugendstils*, Wien 1973, sowie *Österreichische Keramik des Jugendstils*, Wien 1974, enthalten).

Meine Zielsetzung war und ist es, diese Bereiche wissenschaftlich in größtmöglichem Umfang zu betreuen, d. h. zu katalogisieren und in Ausstellungen und Bestandspublikationen der Öffentlichkeit zugänglich zu machen. Als Idealplan ist die Verwendung des sogenannten Glassaals im Gebäude an der Weiskirchnerstraße zur Neuaufstellung von Keramik und Glas (vom Mittelalter bis zur Gegenwart) ins Auge gefaßt.

Weiters ist – neben einer Neuordnung der Schausammlungen, in denen Glas und Keramik repräsentativ vertreten sein sollten – eine Fortsetzung der Sanierung der Studiensammlungen unbedingt erforderlich; der weitere Ausbau durch Installierung der restlichen benötigten Vitrinen wäre daher zu forcieren. Zu den mir wesentlich erscheinenden Zielsetzungen zählt auch Öffentlichkeitsarbeit in Form von Vorträgen und Vorlesungen, Führungen, Praktika und Seminaren im *Österreichischen Museum für angewandte Kunst,* wie sie bis in die jüngste Vergangenheit möglich waren (Abendvorlesung zum Thema *Glas 1905–1925* von Anfang November 1985 bis März 1986).

In den letzten Jahren konnten sehr wichtige Ankäufe getätigt werden (Glas des 20. Jahrhunderts vom Jugendstil bis in die fünfziger Jahre, Wiener Porzellan etc.). Anzustreben wären weiterhin Ankäufe, die bestehende Lücken in den Sammlungen füllen. Dazu zählen vor allem Neuerwerbungen an Keramik und Glas ab 1945 bis zur Gegenwart.

Sowohl im wissenschaftlichen Bereich als auch im Fachdienst sind die Sammlungen für Keramik und Glas gravierend unterbesetzt; in Relation zum Umfang der Sammlungen muß von einem Notstand gesprochen werden, der nur durch eine Änderung des Dienstpostenplanes behoben werden kann.

Gemessen an den bereits erbrachten und den noch zu leistenden Aktivitäten (vor allem Ausstellungen im Rahmen der Kulturabkommen) und den damit verbundenen Anforderungen sind zusätzliche Dienstposten für die Betreuung dieser Sammlungsbestände unbedingt erforderlich, vor allem auch deshalb, weil im Zuge der Neuorganisation von Schau- und Studiensammlungen eine Bestandsaufnahme der Objekte mit Standortvermerken (in Form einer Inventur) unerläßlich ist. Diese – seit langem überfällig – ist mit dem zur Verfügung stehenden Personal in absehbarer Zeit jedoch nicht durchführbar.

Die notwendige Gesamtbestandsaufnahme ist eine wesentliche Grundlage von Zielsetzungen, Aktivitäten, Neuorientierungen, Neuordnungen etc. Ohne diesen wichtigen Faktor der Museumspraxis muß jede Museumstheorie grau bleiben.

ANGELA VÖLKER

# Gestaltete Textilien

Charakter, Besonderheiten und Schwerpunkte einer Abteilung, die allgemeinen und spezifischen Ziele des gesamten Museums, aber auch die – allerdings nicht immer leicht zu bestimmenden – Interessen des Publikums prägen Intentionen und Aufgaben eines Sammlungsleiters. Selbstverständlich muß er dafür sorgen, daß die Museumsobjekte konservatorisch korrekt aufbewahrt und ausgestellt werden, um ihre Erhaltung zu gewährleisten. Wichtig ist aber darüber hinaus, die Werke so zu präsentieren, daß der Betrachter sie in ihren formalkünstlerischen und historisch-gesellschaftlichen Bedingtheiten sehen, erleben und analysieren kann. Das bedeutet, daß schon die Zusammenstellung von Objekten oder auch Konfrontationen aussagekräftig sein müssen und daß auch die gestalterische Seite der Präsentation eine nicht zu unterschätzende Rolle spielt. Nur wenn man diese Voraussetzungen beachtet, kann in permanenten Aufstellungen, mit temporären Ausstellungen und Katalogen oder durch gezielte Ankäufe das Interesse von Publikum und Fachleuten geweckt werden, neue Perspektiven aufgezeigt, ja sogar Einfluß ausgeübt werden. Dem Laien kommt so wissenschaftliche Erkenntnis zugute, meist allerdings, ohne daß es ihm bewußt wird.

Im Museum sollen komplexe formale und inhaltliche Beziehungen, künstlerische, historische, material- oder gesellschaftsbezogene Inhalte vor allem visuell erfaßbar gemacht werden. Dabei steht man heute vor der Schwierigkeit, daß das gegenwärtige Schauen, von Film und vor allem vom Fernsehen „programmiert“, auf rasche Bewegtheit des zu betrachtenden Objekts und knappe akustische Information eingestellt ist, beides Voraussetzungen, die Museumsobjekte nicht erfüllen. In der Andersartigkeit der musealen Möglichkeiten, dem aktiven Schauen, liegt aber auch eine große Chance, nämlich neu und kreativ zu sehen, nicht manipuliert von einer Kamera, selbständig objektive und persönliche Verbindungen zu knüpfen.

Textilien nehmen in der permanenten Aufstellung des Museums einen relativ großen Raum ein: Orientteppiche kann man in zwei Sälen des Neuen Hauses studieren, mittelalterlichen liturgische Gewänder und Wandteppiche des 15. Jahrhunderts sind Hauptexponate der beiden Mittelaltersäle. In den übrigen Räumen dienen Stoffe, Spitzen oder Stickereien zusammen mit Objekten aus anderen Materialbereichen dazu, die Vielfältigkeit kunsthandwerklicher Produkte der jeweiligen Epoche zu veranschaulichen.

Die Schwerpunkte der Textilabteilung – Orientteppiche, mittelalterliche Stickereien, Tapisserien des Spätmittelalters, Spitzen, Textilien des 19. und 20. Jahrhunderts – sind eng verknüpft mit der Geschichte der Sammlung. 1865 erwarb man vom Aachener Kanonikus Franz Bock, einer schillernden Sammlerpersönlichkeit, Teile seiner aus europäischen Kirchenschätzen zusammengetragenen Kollektion mittelalterlicher und späterer Gewebe, die dann – und diese Beispiele wurden ebenfalls ins Museum integriert – als Vorbilder für zeitgenössische Dekorstoffe, z. B. der Firma Philipp Haas & Söhne, dienten. 1883 verkaufte Theodor Graf, ein weitgereister Kaufmann, dem Museum ein Konvolut von ihm direkt in Ägypten erstandener koptischer Textilien. Mit diesen Komplexen war die Basis geschaffen für eine umfangreiche und vielfältige Gewebesammlung.

Obwohl die meisten Orientteppiche erst später hierher gelangten, spielte das *Österreichische Museum für Kunst und Industrie* zusammen mit dem *k.k. Handels Museum* eine entscheidende Rolle bei der Wiederentdeckung der Knüpferzeugnisse für den Westen im späten 19. Jahrhundert. 1891 fand nämlich im *Handels Museum* die erste große Orientteppichausstellung statt, deren Katalog und später herausgegebenen Prachtband *Alois Riegl* verfaßte, ein Pionier dieses Wissensgebietes und der Kunstgeschichte überhaupt; er war damals Leiter der Textilabteilung. Erst 1906/07, nach der Auflösung des *Handels Museums,* und in den Jahren, die dem Zusammenbruch der Monarchie folgten, kamen die heute hier verwahrten und ausgestellten orientalischen und ein Teil der fernöstlichen Textilbestände in das Museum am Stubenring. Während aus dem *Handels Museum* neben Teppichen auch Stoffe und Gewänder übernommen wurden, waren es aus ehemals kaiserlichem Besitz vor allem klassische Orientteppiche, wie der wohlbekannte Jagdteppich oder der einzige, heute noch erhaltene seidene Mamlukenteppich. Erst 1929 allerdings hat man eigene Teppichsäle am selben Ort wie heute eingerichtet.

Der Spitzensammlung haben zwei engagierte Frauen entscheidende Impulse vermittelt: 1897 Emilie von Schnapper mit einer Schenkung, 1935 Berta Pappenheim mit einem Verkauf. 1906 veranstaltete *Moriz Dreger,* Leiter der Abteilung und

eminenter Textilforscher, die erste umfassende Spitzenausstellung; schon 1901 erschien seine ausführliche *Entwicklungsgeschichte der Spitze.*
Die ausgeprägte Vorliebe der Museumsdirektion für Erzeugnisse des *arts and crafts movement* führte in der Zeit um 1900 in der Textilabteilung zum Ankauf großer Metragen bedruckter und gewebter englischer Stoffe. Bei der gleichzeitigen heimischen Produktion hingegen beschränkte man sich auf gelegentliche Ankäufe aus Ausstellungen und verließ sich auf zuweilen großzügige Schenkungen der Produzenten, wie der Firma Johann Backhausen & Söhne, deren Dekorstoffe damals die modernsten und qualitätvollsten waren.
Noch während des ersten Weltkrieges übernahm die Textilabteilung aus dem *Technologischen Gewerbemuseum* die ungewöhnlich vollständige Gewebesammlung des ehemaligen polytechnischen Instituts, in der seit ca. 1815 bis etwa zur Mitte des 19. Jahrhunderts Erzeugnisse von Textilfabrikanten der österreichisch-ungarischen Monarchie zusammengetragen worden waren. Ergänzt durch Unterlagen und Kollektionen Wiener Textilunternehmer des gesamten 19. Jahrhunderts besitzt das Museum so eine illustrative Sammlung von Stoffen des Biedermeier und des Historismus.
Kontinuierlich, schon bald nach der Gründung beginnend, erwarb man den wichtigen Bestand an mittelalterlichen liturgischen Gewändern wie den *Gösser Ornat,* die *Melker Kasel* oder das *Salzburger Antependium.* Die spätmittelalterlichen Tapisserien, darunter drei sog. *Wilde Leute Teppiche,* sind teilweise durch Tauschaktionen mit dem *Kunsthistorischen Museum* an den Stubenring gelangt.
In der Zwischenkriegszeit lag der Erwerbungsschwerpunkt auch bei Textilien auf historischen Objekten. Man kaufte zwar regelmäßig bei der *Wiener Werkstätte* – allerdings in sehr bescheidenem Umfang und Produkte der Modeabteilung gar nicht – dies waren aber auch die einzigen zeitgenössischen Textilien, die man hier schätzte.
Obwohl auch nach dem Zweiten Weltkrieg bedeutende Erwerbungen und großzügige Widmungen getätigt wurden – die Namen Clarisse und Alphonse de Rothschild seien genannt und der exzellent erhaltene Zeltbehang aus dem 17. Jahrhundert erwähnt, der 1984 als Geschenk eines anonymen Gönners ins Haus kam –, haben sie den Charakter der Sammlung nicht verändert. Es waren meist Stücke, die vorhandene Bestände sinnvoll ergänzten. Ausnahme ist eine kleine Sammlung zeitgenössischer Textilkunst. Auch in der Textilabteilung schloß der Erwerb des Archivs der *Wiener Werkstätte* eine große Lücke, läßt sich doch anhand dieses Materials Mode- und Textilproduktion der Vereinigung und damit der Zeit von ca. 1910 bis 1930 in ungewöhnlicher Vollständigkeit und Vielfalt erforschen und dokumentieren.
Die Textilsammlung umfaßt heute mehr als 11.000 Inventarnummern. Diese Zahl sagt allerdings wenig aus über den tatsächlichen Umfang, wurden doch häufig unter einer Nummer mehrere Objekte, ja ganze Sammlungskomplexe inventarisiert. Auch bei den Textilien hat man stets versucht, Beispiele aus möglichst vielen Epochen und Regionen sowie verschiedenster Techniken – z. B. Gewebe, Stickereien, Kostüme, Wandbehänge oder Bodenteppiche – zu sammeln. Dennoch machen nicht so sehr systematische Einzelankäufe den Sammlungscharakter aus, viel eher der Erwerb oder Schenkungen bestimmter, auf einen Teilbereich konzentrierter Konvolute.
Ein großer Teil der Textilsammlung ist der Öffentlichkeit nicht zugänglich, ein häufig kritisch kommentierter Zustand nahezu aller musealen Textilabteilungen. Primär ist dies wohl eine Platzfrage, andererseits bedeutet Sammeln im Museum aber auch dokumentieren, d. h. sehr viel mehr „Material" zu erwerben und zu bewahren, als man dem Besucher zeigen kann oder will. Da Textilien besonders lichtempfindlich sind, hebt man sie außerdem immer noch am besten im Dunkeln auf; eine konservatorische Bedingtheit, die sie z. B. mit Aquarellen oder Zeichnungen gemeinsam haben. Nicht wenige berühmte Textilien haben Farbe und Substanz erst verloren, nachdem sie im Museum jahrelang ständig exponiert waren. Heute werden sie deshalb bei kontrollier- und reduzierbarem Licht ausgestellt oder in Raumteilen mit wenig Helligkeit, und dann häufig gewechselt.
Es ist nicht nur wünschenswert sondern unbedingt notwendig, daß eine Generalsanierung des gesamten Museumskomplexes konservatorisch und sicherheitsmäßig sinnvolle Bedingungen zur Aufstellung, Deponierung und Restaurierung auch der Textilien und Teppiche schafft. Ebenso wichtig erscheint es, durch Ankäufe und Ausstellungen, Vorträge und andere publikumswirksame Veranstaltungen das Interesse auf das Museum selbst und damit verbundene Themen zu lenken. In der Textilabteilung gilt es, Lücken wie die, die mangelnde Ankäufe zeitgenössischer Produkte in der Zwischenkriegszeit verursacht haben, zu schließen und ebenso zeitgenössische Textilien, vor allem dem Textildesign noch mehr Raum zu widmen; im Bereich Mode ist dies durch regelmäßige Ankäufe von Diplomarbeiten der Modeklasse der benachbarten Hochschule bereits versucht worden.

ELISABETH SCHMUTTERMEIER

# Das Archiv der Wiener Werkstätte

Das Archiv der *Wiener Werkstätte* – 1903 bis 1932 von der Künstlergemeinschaft selbst angelegt – ist heute sicherlich eine der zahlenmäßig umfangreichsten Abteilungen des Museums und enthält verschiedenartigstes Dokumentationsmaterial. Es wurde zunächst nach Vereinbarungen mit dem letzten Besitzer während des Zweiten Weltkrieges im Museum nur gelagert, wobei einige Substanz durch mehrmaliges Umlagern zum Schutz vor Kriegseinwirkungen verloren ging. Es ist dem Direktor der Bibliothek, *Hans Ankwicz von Kleehoven,* zu danken, daß schließlich doch das gesamte zur Verfügung stehende Material übernommen wurde, obwohl die Leitung des Museums noch 1947 nur an dem Ankauf einer Auswahl von „künstlerischen Entwürfen" aus dem Archiv interessiert war.

Das Archiv umfaßt Entwürfe für verschiedenste Materialien von sämtlichen Künstlern, die in und für die *Wiener Werkstätte* gearbeitet haben. So gibt es Modezeichnungen, Entwürfe für Tapeten, Stoffe, Gläser und Keramiken sowie für Metallgegenstände, Schmuck, Möbel oder Lederarbeiten um nur einige Themen zu nennen. Die Zeichnungen wurden seit 1956 in das Kunstblätterinventar aufgenommen – dies geschah anläßlich einer Ausstellung – und werden momentan in der Bibliothek aufbewahrt. Alle übrigen Gegenstände inventarisiert man erst seit 1975 systematisch. Wegen der großen Anzahl ist der Abschluß dieser Arbeiten derzeit noch nicht absehbar. Es ist selbstverständlich, daß nicht inventarmäßig erfaßte Bestände – letztere setzen sich hauptsächlich aus Stoffmustern und Andrucken zusammen – der Allgemeinheit noch nicht zugänglich sind.

Weiters enthält das Archiv Fotoalben, die – nach verschiedenen Sparten geordnet – einzelne frühe bis späte Erzeugnisse des Betriebes umfassen. Zusammen mit den ebenfalls nach Materialgruppen getrennten Auftragsbüchern können so bisher unbestimmte Gegenstände leichter datiert und dem richtigen Entwerfer zugewiesen werden.

Außerdem umfaßt das Archiv Ordner mit Korrespondenz, vor allem Rechnungen von den späten zwanziger Jahren bis zum Betriebsende 1932. Mappen mit Zeitungsausschnitten von Ereignissen der *Wiener Werkstätte* sind ebenfalls vorhanden. Der umfangreichste Bestand setzt sich aus Material für die Mode- und Textilabteilung zusammen, wie Druckstoffe, Spitzen und Stickereien oder Modefotos und -zeichnungen.

Obwohl das Archiv der *Wiener Werkstätte* hauptsächlich aus Dokumenten, Entwürfen und Fotos besteht, finden sich doch auch Originale wie Postkarten, Gebrauchsgraphik, Tapetenmusterbücher, Tapetenrollen oder Originalstoffmuster, die von den Künstlern der Vereinigung entworfen wurden. Möbel, Gläser, Keramiken, Metallgegenstände und Textilien, die unabhängig vom Archiv erworben wurden, sind heute den einzelnen Abteilungen im Museum zugeteilt.

Da in der Zwischenkriegszeit vornehmlich aus finanziellen Gründen vom Museum wenig angekauft wurde, ist das Archiv besonders wertvoll, kann doch damit die Produktion der verschiedenen Kunstgewerbezweige eines Wiener Betriebes ungewöhnlich genau dokumentiert werden.

Das Interesse für die *Wiener Werkstätte* und deren Erzeugnisse hat eigentlich erst, von Ausnahmen abgesehen, mit der Ausstellung *Die Wiener Werkstätte. Modernes Kunsthandwerk von 1903–1932,* vom Museum 1967 veranstaltet, eingesetzt. Seit dieser Zeit wird in Publikationen und Ausstellungen das bahnbrechende Schaffen dieser Künstlervereinigung erforscht, die mit ihren Erzeugnissen einen wesentlichen Beitrag zur Geschmacksbildung und zur Wiederbelebung des Wiener Kunsthandwerks im ersten Viertel des 20. Jahrhunderts geleistet hatte.

In einigen Entwürfen zeitgenössischer Designer spürt man Anregungen von Arbeiten Josef Hoffmanns oder Kolo Mosers. Heutige Reproduktionen damals geschaffener Werke durch in- und ausländische Firmen lassen die Gültigkeit der schöpferischen Formgebung dieses Betriebes erkennen und zeigen auf, daß der seinerzeitige künstlerische und ästhetische Geschmack für den heutigen Menschen unverminderte Aussagekraft besitzt.

JOHANNES WIENINGER

# Exposituren des österreichischen Museums für angewandte Kunst

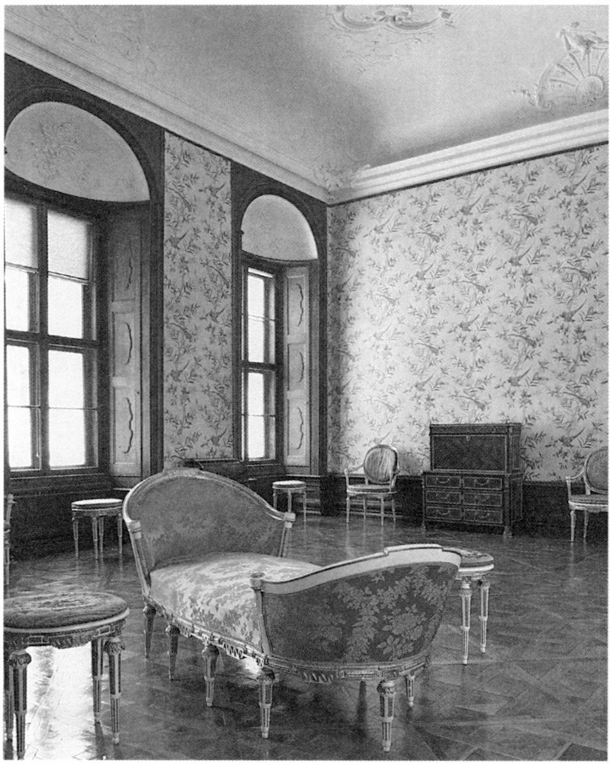

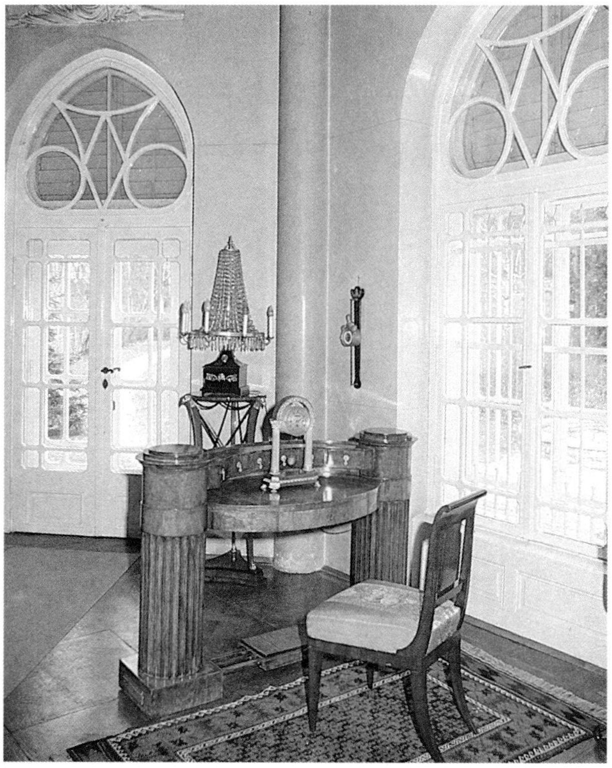

Die Idee, Ausstellungen mit Sammlungsobjekten auch außerhalb Wiens zu zeigen, geht in die Anfänge unseres Jahrhunderts zurück. Von 1902 bis 1919 wurden in „Wanderausstellungen“ in den Ländern der Monarchie zeitgenössische Produkte im Sinne einer „Geschmacksverbesserung“ gezeigt. Anfangs wurden vor allem von Firmen und Kunstgewerbeschulen Arbeiten für diesen Zweck dem Museum zur Verfügung gestellt, während später durch Ankäufe Ausstellungen zu historischen Themen zusammengestellt wurden.

Im Zusammenhang mit den Denkmalpflege- und Revitalisierungsbestrebungen gründete das Museum in den sechziger Jahren Außenstellen.

In *Schloß Riegersburg* im Waldviertel wurden 1967 mehrere Räume mit Möbeln, Tapeten und Gemälden aus der Barockzeit eingerichtet. Als besondere Attraktivität muß wohl die aus kaiserlichem Besitz stammende chinesische Tapete bezeichnet werden. Darüberhinaus veranstaltet das Museum Sonderausstellungen.

Das *Geymüller-Schlössl* in Wien-Pötzleinsdorf beherbergt eine reiche Kollektion an Wiener Möbeln und Uhren aus der ersten Hälfte des 19. Jahrhunderts. Diese Sammlung wurde von Hofrat Dr. Franz Sobek zusammengetragen und dem *Österreichischen Museum für angewandte Kunst* 1968 übergeben, um den Fortbestand dieser Sammlung zu gewähren. Zur Zeit läuft ein langfristiges und sehr kompliziertes Renovierungsprogramm – die Haussubstanz erfährt eine generelle Sanierung und die Originalfärbelung wird Raum für Raum freigelegt –, so daß es noch einige Zeit dauern wird, bis das *Geymüller-Schlössl* dem Besucher wieder jenen Eindruck vermitteln wird können, der von Seiten des Museums angestrebt und vertreten werden kann.

Die Außenstelle im *Stadtmuseum St. Pölten* wurde erst 1983 eröffnet. Im Gegensatz zu den anderen Häusern wurde hier das Konzept einer Ensembleaufstellung nicht mehr verfolgt. Jährlich werden Sonderausstellungen aus den Beständen des Museums gezeigt.

Ob es in Zukunft ein „Netz“ von Außenstellen in ganz Österreich, welches auch von anderen Bundesmuseen genützt werden könnte, geben wird, hängt vor allem von der Finanz- und Personalsituation des Museums ab. Tatsächlich können wir uns vorstellen, wiederum zeitgenössische Arbeiten, die die Beziehung *Mensch–Design–Umwelt* betonen, in „Wanderausstellungen“ zu präsentieren.

LUDWIG NEUSTIFTER

# Restaurierung

Die Abteilung für Restaurierung wurde erst in den letzten Jahrzehnten aufgebaut, da vorher sowohl die entsprechenden räumlichen Voraussetzungen als auch qualifizierte Mitarbeiter fehlten.
Von seiten der ursprünglichen Bauplanung waren weder im Trakt Stubenring 5 noch im Trakt Weiskirchnerstraße 3 Räume für restauratorische Arbeiten vorgesehen. Dies hat in der Folge bei der notwendigen Einrichtung von Werkstätten dazu geführt, daß alle nur irgendwie verwendbaren Räume (Magazine, Depots oder ehemalige Dienstwohnungen) umfunktioniert werden mußten. Aus diesem Grund befinden sich heute die Restaurierwerkstätten in beiden Gebäudeteilen bzw. in verschiedenen Stockwerken des Museums, wodurch eine rationelle Nutzung von Werkzeugen, Maschinen und Geräten außerordentlich erschwert wird. So befindet sich zum Beispiel die Restaurierwerkstätte für Papier, Graphik und Bucheinbände in einer ehemaligen Dienstwohnung, die Restaurierwerkstätte für Keramik, Glas, Email, Holz, Malerei u. a. in Räumen, die früher als Magazin für Kataloge und Schreibmaterialien dienten.
Vor dem Zweiten Weltkrieg gab es mit Ausnahme einer Tischler- und einer Buchbinderwerkstatt sowie einer Schlosserei keine Werkstätten. Erst nach dem Zweiten Weltkrieg – bedingt durch Kriegsschäden an beiden Gebäudeteilen und an Sammlungsobjekten, die während des Krieges außerhalb von Wien gelagert waren – ergab sich die dringende Notwendigkeit, konservatorische und restauratorische Arbeiten durchzuführen. So wurden vorerst von den Mitarbeitern der Tischlerei die durch Bombentreffer beschädigten Türen, Fenster, Vitrinen und Gebrauchsmöbel instandgesetzt. Aus dieser Tätigkeit erwuchs die Beschäftigung mit den Objekten der Möbelsammlung, die nach den damals gegebenen Möglichkeiten und Vorstellungen restauriert wurden, so daß sie in den nach und nach eröffneten Schausammlungen gezeigt werden konnten. Ähnlich verlief die Entwicklung im Bereich Metall, Textil, Holzbildhauerei einschließlich Intarsien, wo bereits Ende der vierziger und Anfang der fünfziger Jahre eigene Restaurierwerkstätten, in denen insgesamt zehn Mitarbeiter tätig waren, eingerichtet wurden. Darüberhinaus sorgten zwei Mitarbeiter für die konservatorische Betreuung der Sammlungsobjekte aus Glas und Keramik.
Mein beruflicher Werdegang war immer aufs engste mit dem Aufbau der Abteilung für Konservierung und Restaurierung verbunden. Anfänglich den verschiedenen Abteilungen und Werkstätten fallweise zugeteilt, lernte ich die konservatorischen und restauratorischen Probleme und Möglichkeiten an diesem Museum mit seinen vielschichtigen Sammlungs- und Materialgruppen kennen. Aus den sich daraus ergebenden komplexen Fragestellungen resultierte die Notwendigkeit einer fachspezifischen Ausbildung als akademischer Restaurator. Daran anschließend wurde die Aus- und Weiterbildung der am *Österreichischen Museum für angewandte Kunst* tätigen Mitarbeiter des Restaurierdienstes im Rahmen eines Lehrauftrages an der Akademie der bildenden Künste eingeleitet. Schwerpunkte des theoretischen Programmes sind unter anderem: technologische und historische Entwicklung des jeweiligen Sammlungsbestandes; Gewinnung und Aufbereitung der Rohstoffe; künstlerische Gestaltungstechniken; konservatorische und restauratorische Möglichkeiten; Materialien, Techniken und Methoden im Bereich der Restaurierung von Objekten der angewandten Kunst; konservatorische Voraussetzungen für die Aufbewahrung und Präsentation von Sammlungsobjekten (Klima, Licht, Sicherheitstechnik u. a.); Zustandsbeschreibung und Dokumentation mittels zeichnerischer und photographischer Methoden. Der praktische Unterricht erfolgt an dem zu restaurierenden Objekt unter Berücksichtigung des Leistungsstandes, der praktischen Erfahrung und der künstlerischen Begabung des Mitarbeiters.
Folgende Restaurierwerkstätten wurden neu geschaffen:

1. Restaurierwerkstätte für Keramik, Glas, Email, Holz, Malerei, Skulptur, Elfenbein, Horn, Schildpatt, Leder, Halbedelsteine, europäische und ostasiatische Lackarbeiten.
2. Restaurierwerkstätte für Papier, Graphik und Bucheinbände.
3. Restaurierwerkstätte für Polstermöbel und Wandbespannungen.

Neu adaptiert und eingerichtet wurden die Restaurierwerkstätten für Möbel und Metall; derzeit laufende Projekte sind die Einrichtung der Restaurierwerkstätten für Textilien, für Polstermöbel und Wandbespannungen sowie für Glas und Keramik.

Vordringliche Aufgabe der Abteilung für Restaurierung ist die Pflege und Erhaltung der Sammlungsbestände des *Österreichischen Museums für*

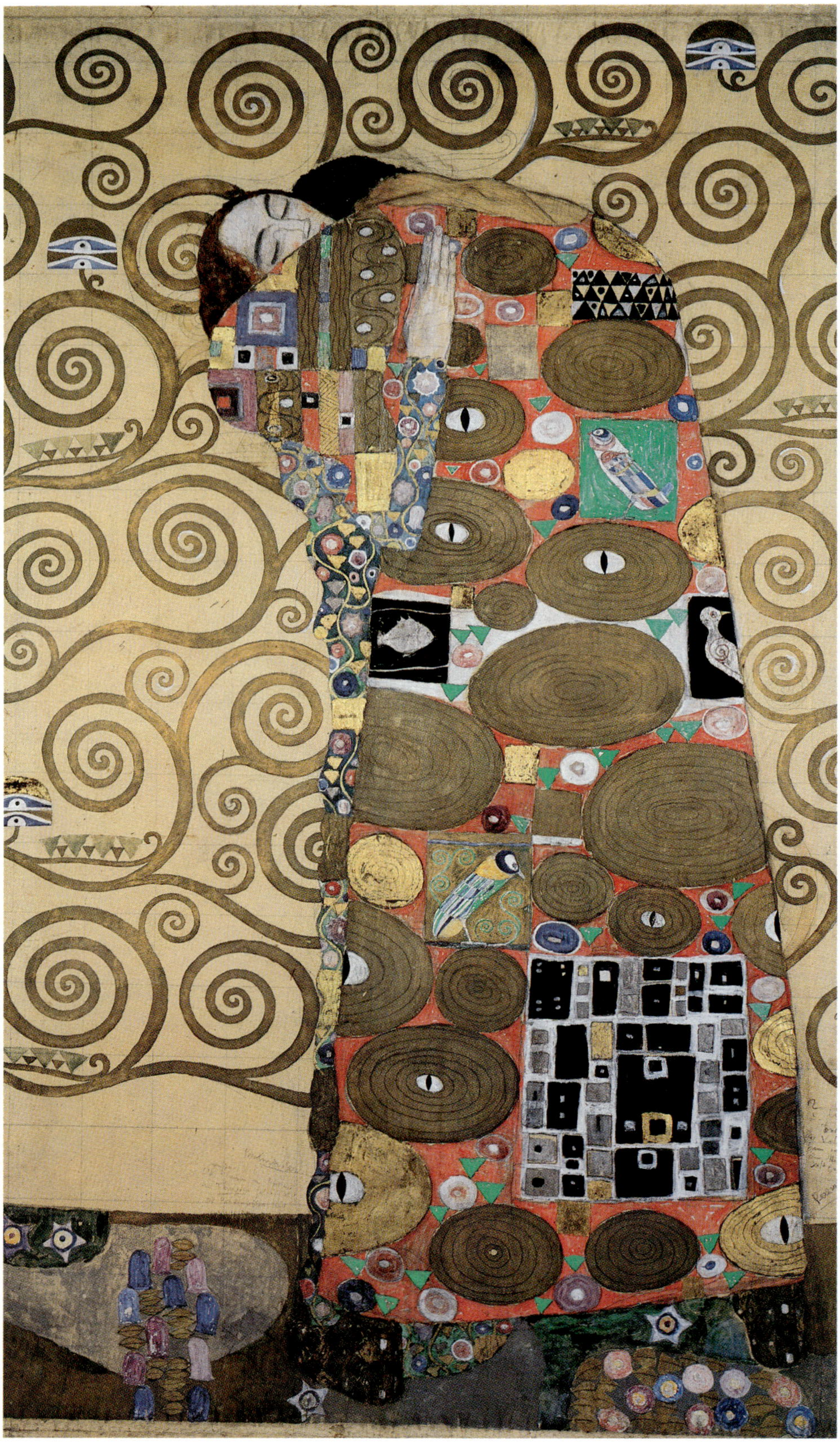

GUSTAV KLIMT, „Erfüllung", 1905. Entwurf für den Mosaikfries im Palais Stoclet, Brüssel, Tempera, Aquarellfarben, Gold- und Silberbronze, Kreiden, Bleistift und Deckweiß auf Papier.

*angewandte Kunst,* insbesondere die konservatorische und restauratorische Betreuung der Objekte in den Schau- und Studiensammlungen des Museums sowie in den Außenstellen *Geymüller-Schlößl, Schloßmuseum Riegersburg* und *Stadtmuseum St. Pölten.*

Für die Erhaltung der Sammlungsobjekte – sowohl für deren Aufbewahrung in den Studiensammlungen als auch deren Präsentation in den Schauräumen – sind die entsprechenden klimatischen Voraussetzungen (Luftfeuchtigkeit, Temperatur, Lichtintensität, UV-Strahlung, Umwelteinflüsse u. a. m.) überaus wichtig. Diese zu schaffen und zu überwachen, fällt in den Aufgabenbereich der Abteilung. Aufgrund der sehr unterschiedlichen und zum Teil äußerst empfindlichen Materialgruppen (Lack, Leder, Elfenbein, Holz, Textilien, Metall, Papier, Graphik, Glas, Keramik, Email, Horn, Schildpatt) kommt den klimatischen Bedingungen besondere Bedeutung zu, da bei entsprechend günstigem Klima Schäden an den Objekten vermieden werden und sich dadurch zeit- und arbeitsintensive Restaurierungen erübrigen.

Im Verlauf der letzten Jahrzehnte hat sich am *Österreichischen Museum für angewandte Kunst,* parallel zur internationalen Entwicklung, ein überaus positiver Wandel in konservatorischen und restauratorischen Grundsatzfragen vollzogen, die im wesentlichen auf der *Carta von Venedig* basieren. Demnach ist Artikel 9 dieses Papiers sinngemäß auf die Restaurierung kunsthandwerklicher Objekte zu übertragen: „Der Restaurierung kommt immer der Charakter einer ausnahmsweisen Maßnahme zu. Ihr Ziel ist es, die ästhetischen und historischen Werte zu erhalten und aufzudecken. Sie gründet sich auf die Respektierung des alten Originalbestandes und auf authentische Urkunden. Sie findet dort ihre Grenze, wo die Hypothese beginnt: Dort, wo es sich um hypothetische Rekonstruktionen handelt, wird jedes Ergänzungswerk, das aus ästhetischen oder technischen Gründen unumgänglich notwendig wurde, . . . den Charakter unserer Zeit aufzuweisen haben. Vor Inangriffnahme und während der Restaurierung werden stets kunstwissenschaftliche und historische Untersuchungen anzustellen sein."

Besondere Bedeutung bezüglich der oben zitierten Entwicklung kommt den an Museen tätigen Restauratoren und der Meisterschule für Konservierung und Technologie an der Akademie der bildenden Künste in Wien zu, die durch gezielte Entwicklungs- und Aufklärungsarbeit sowie durch höchste Ansprüche an den Studierenden beispielgebend für Restauratoren und aufklärend für das kunstinteressierte Publikum wirken.

Sollte früher ein Objekt nach der Restaurierung oft „schöner als neu" sein, liegt heute der Schwerpunkt konservatorischer und restauratorischer Maßnahmen auf der Sicherung und Erhaltung des Originalbestandes, ohne Veränderung des spezifischen Erscheinungsbildes durch überdeckende Ergänzungen oder Retuschen. Ausnahmen kommen nur dann zum Tragen, wenn auf Grund bestimmter Überlegungen (Ensemblewirkung, didaktische Aspekte, entwicklungsgeschichtliche und entwicklungstechnische Kriterien u. a.) das Ausmaß der Beschädigungen optisch weitgehend zurückgedrängt werden soll. Diese Fragen werden im Dialog mit dem zuständigen Sammlungsleiter besprochen und geklärt.

Eine an den Konservator und Restaurator gestellte Grundforderung besteht darin, nur solche Methoden anzuwenden, die eine Gefährdung des Objektes ausschließen bzw. nur solche Materialien einzusetzen, deren Reversibilität garantiert werden kann. In einer Zeit, in der sich die Produktpalette der chemischen Industrie rasch erweitert, kann dieser Forderung nicht genug Nachdruck verliehen werden, zumal Erzeugnisse angeboten werden, deren Reversibilität langfristig gesehen äußerst fraglich ist. Aus diesem Grund ist es unbedingt erforderlich, die in Frage kommenden Präparate und Materialien durch entsprechende Laboruntersuchungen einschließlich Langzeittests auf ihre Verwendbarkeit zu prüfen.

Jedes beschädigte Objekt weist differenzierte Schadensphänomene auf, die untersucht, analysiert und dokumentiert werden müssen, bevor konservatorische und restauratorische Maßnahmen eingeleitet werden. Die Erfahrung zeigt, daß gerade bei der Restaurierung kunsthandwerklicher Sammlungsbestände unterschiedlichster Materialgruppen und Bearbeitungstechniken eine Normierung restauratorischer Arbeitsvorgänge nicht gegeben ist. Dies bedingt, daß der Restaurator dieses Spezialgebietes bereit und fähig sein muß, neue Methoden und Technologien für die Erhaltung unwiederbringlichen Kunst- und Kulturgutes zu entwickeln.

Als Beispiel dieser verantwortungsvollen Aufgabe soll anhand der Restaurierung der Entwürfe Gustav Klimts für den Mosaikfries im Palais Stoclet in Brüssel eine der vielen, verschiedenst gelagerten Problemstellungen konservatorischer und restauratorischer Tätigkeit aufgezeigt werden, wobei jedoch darauf hingewiesen werden muß, daß die Darstellung dieser Arbeit aus Platzgründen nur sehr knapp sein kann und einer eigenen Publikation, in der alle Arbeitsbereiche der Abteilung für Restaurierung berücksichtigt werden sollen, vorbehalten bleibt.

Der Entwurf Gustav Klimts wurde 1961 vom *Österreichischen Museum für angewandte Kunst* erworben und wird zwischen 1905 und 1909 datiert. Er besteht aus 9 Teilen, von denen sieben ornamental

und zwei figural (Erwartung und Erfüllung) gestaltet sind (Abb. 1). Da technische und restauratorische Probleme im Vordergrund dieses Beitrages stehen, kann hier auf ikonographische und stilistische Details nicht eingegangen werden.
Als Bildträger verwendete Klimt unterschiedlich starkes Packpapier mit einem relativ hohen Anteil an Holzschliff, dessen Ligningehalt im Lauf der Jahrzehnte zu einer starken Bräunung des Papiers führte. Durch die Verwendung ungeeigneter Bindemittel – zur Fixierung von Blattmetall – kam es zu partieller Performation des Papiers (Abb. 2). Besondere Bedeutung kommt diesem Entwurf durch die von Gustav Klimt eigenhändig ausgeführten Notizen und Hinweise zu, die sich auf Material und Technik beziehen (Abb. 4). Dadurch wird dieses Werk neben seiner hohen künstlerischen Qualität zu einem einmaligen Informationsträger für einen Arbeitsprozeß der Zeit knapp nach 1900. Teilweise befinden sich diese Beschriftungen an dem nach hinten umgeschlagenen Bildträger (Abb. 5). Daraus ergab sich die Notwendigkeit, eine Halterung zu entwickeln, die durch Lösen von sechs Spannelementen eine Betrachtung der beschrifteten Ränder ermöglicht. Die Vorzeichnung dieses Entwurfes ist mit Graphitstift ausgeführt und markiert die Umrißlinien sowie die Binnenzeichnung der Details. Mit Ausnahme der Gesichter, die farbig laviert sind, überlegte Klimt die bunten Farben größtenteils mit Deckweiß. Dies hat in der Folge dazu geführt, daß durch die starke Spannungsveränderung der Deckweißuntermalung große Bereiche der farbigen Details abblätterten (Abb. 3). Weiters verwendete der Künstler Deck- und Aquarellfarben, Gold- und Silberfarbe mit zum Teil öligen und wasserlöslichen Bindemitteln sowie Schlagmetall, Blattgold und Blattsilber. Schlechte klimatische Bedingungen während der jahrzehntelangen Lagerung, unsachgemäße Kaschierung, schlechte Befestigung mit Eisennägeln und Klammern auf zum Teil ungehobelten Föhrenbrettern, starke klimatische Schwankungen und Erschütterungen während der Transporte zu diversen Ausstellungen im In- und Ausland, Fraßschäden durch Anobien, Rostflecken,

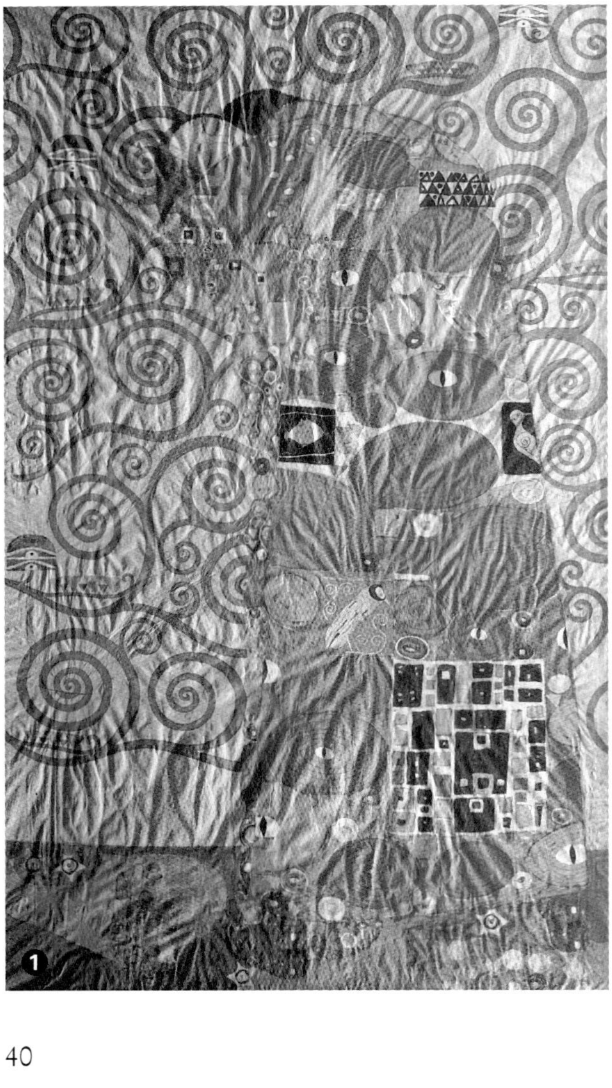
1

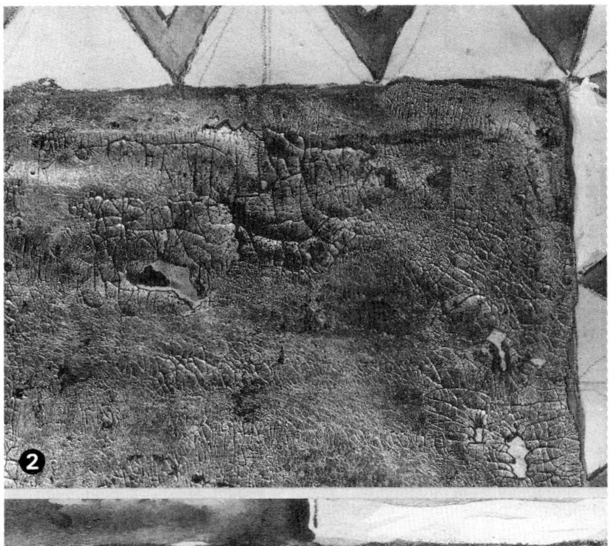
2

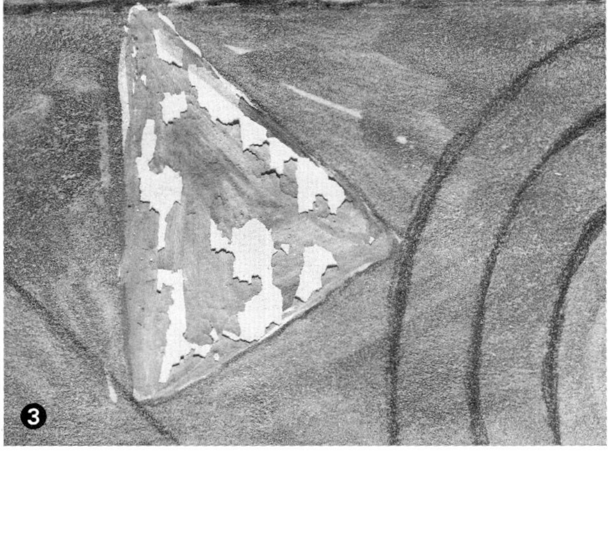
3

ausgerissene Nagellöcher, Wasserflecken, starke Wellen- und Faltenbildung (Abb. 1) usw. haben den Zustand des Entwurfes derartig verschlechtert und beeinträchtigt, so daß eine sofortige Restaurierung erforderlich wurde.

Die starke Wellen- und Faltenbildung sowie großflächige Trennung von Bildträger und Gewebe bedingten eine Übertragung der Entwurfsteile auf ein neues Trägergewebe. Nach umfangreichen Untersuchungen (im besonderen Bindemittelanalyse, pH-Wert-Messung und Faserstrukturanalyse des Bildträgers, Ermittlung der Oxydationsstufen des Blattmetalls, Stabilitätstest des Trägerpapieres) und intensivem Studium der restauratorischen Möglichkeiten wurden Methode und Technik der Übertragung sowie die notwendigen restauratorischen Maßnahmen ermittelt und in nachstehender Abfolge durchgeführt: Trockenreinigung der Bildoberfläche, Fixierung der farbig ausgeführten Details, Ablösen des ursprünglichen Trägergewebes, Fixierung der Farben von der Rückseite des Bildträgers, Regenerierung und Stabilisierung des Bildträgers und der oxydierenden Materialien, Übertragung auf ein neues Baumwollgewebe, Ergänzen abgerissener Teile und Schließen der Löcher im Bildträger, klebstofffreie Befestigung der Entwurfsteile auf den neuentwickelten Halterungselementen aus Aluminium, Verglasung mit Acrylharzplatten vom Typ „Perspex VE" von ICI London.

Die Sicherung und Erhaltung des Originalbestandes war die vordringlichste Aufgabe dieser Restaurierung. Es wurde daher grundsätzlich auf jede Art von Ergänzung – bis auf das Schließen von Fehlstellen – verzichtet.

Klimts Entwurf war als Vorlage für den Mosaikfries im Palais Stoclet in Brüssel bestimmt und hat nach dessen Ausführung seinen ursprünglichen Zweck erfüllt. Heute sehen wir in dem durch die Restaurierung für die Nachwelt geretteten Entwurf ein eigenständiges Kunstwerk von höchster künstlerischer Bedeutung im nationalen und internationalen Sinn.

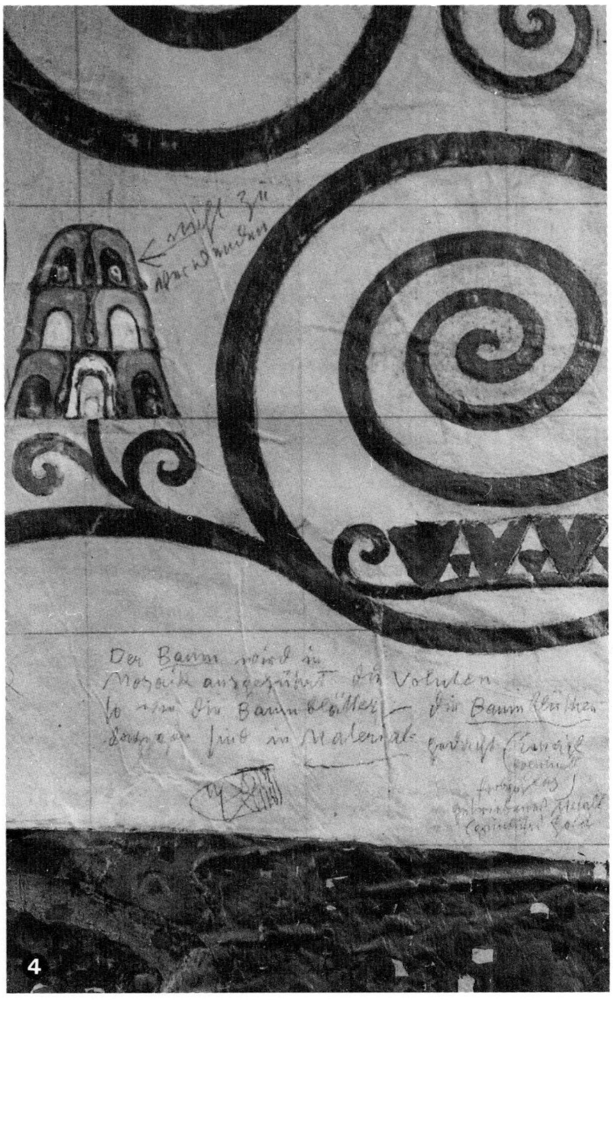

4

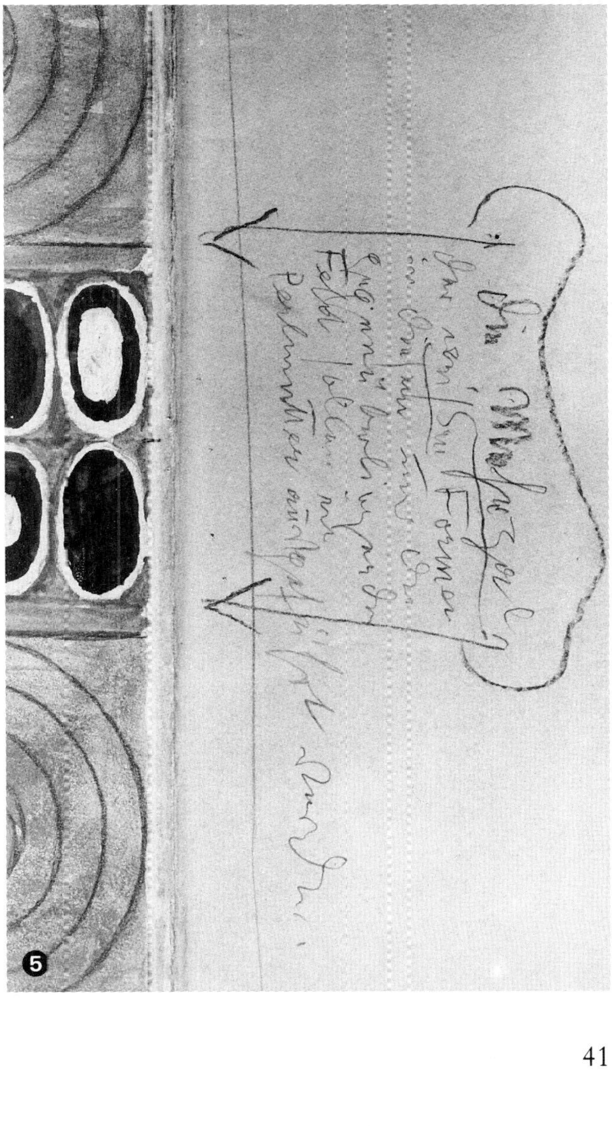

5

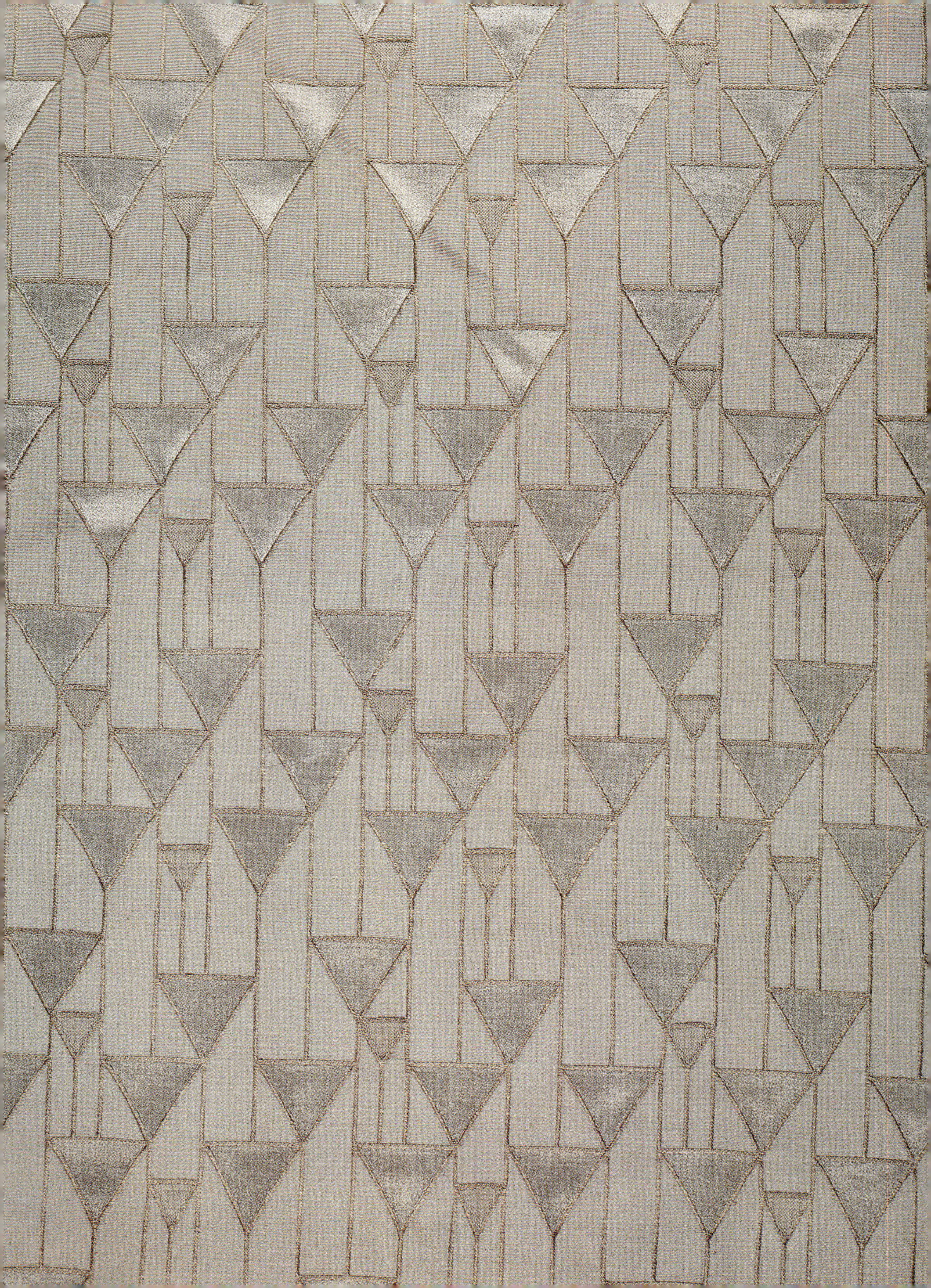

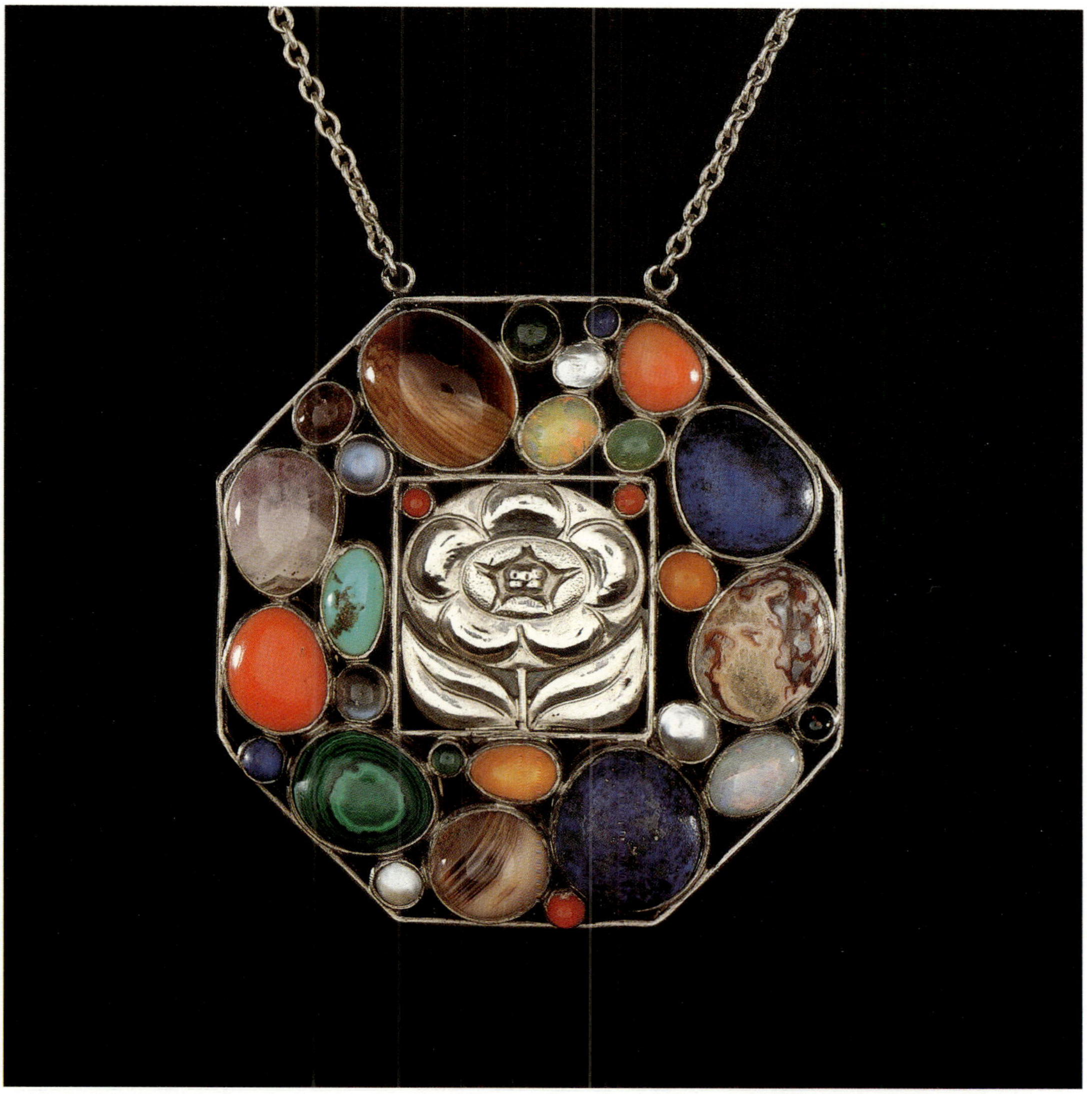

JOSEF HOFFMANN, Anhänger, 1907. Silber und Halbedelsteine. Ausführung: Wiener Werkstätte

JOSEF HOFFMANN, Entwurf, 1907.
Bleistift, Buntstifte

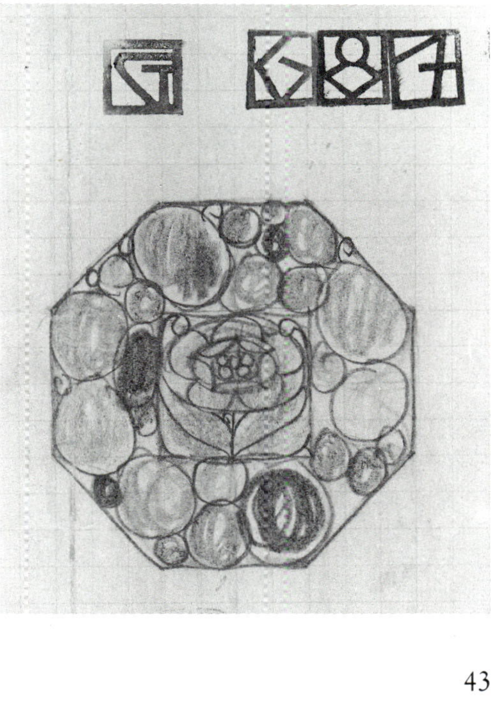

JOSEF HOFFMANN,
„Streber", 1906. Mischgewebe.
Ausführung: Backhausen & Söhne, Wien

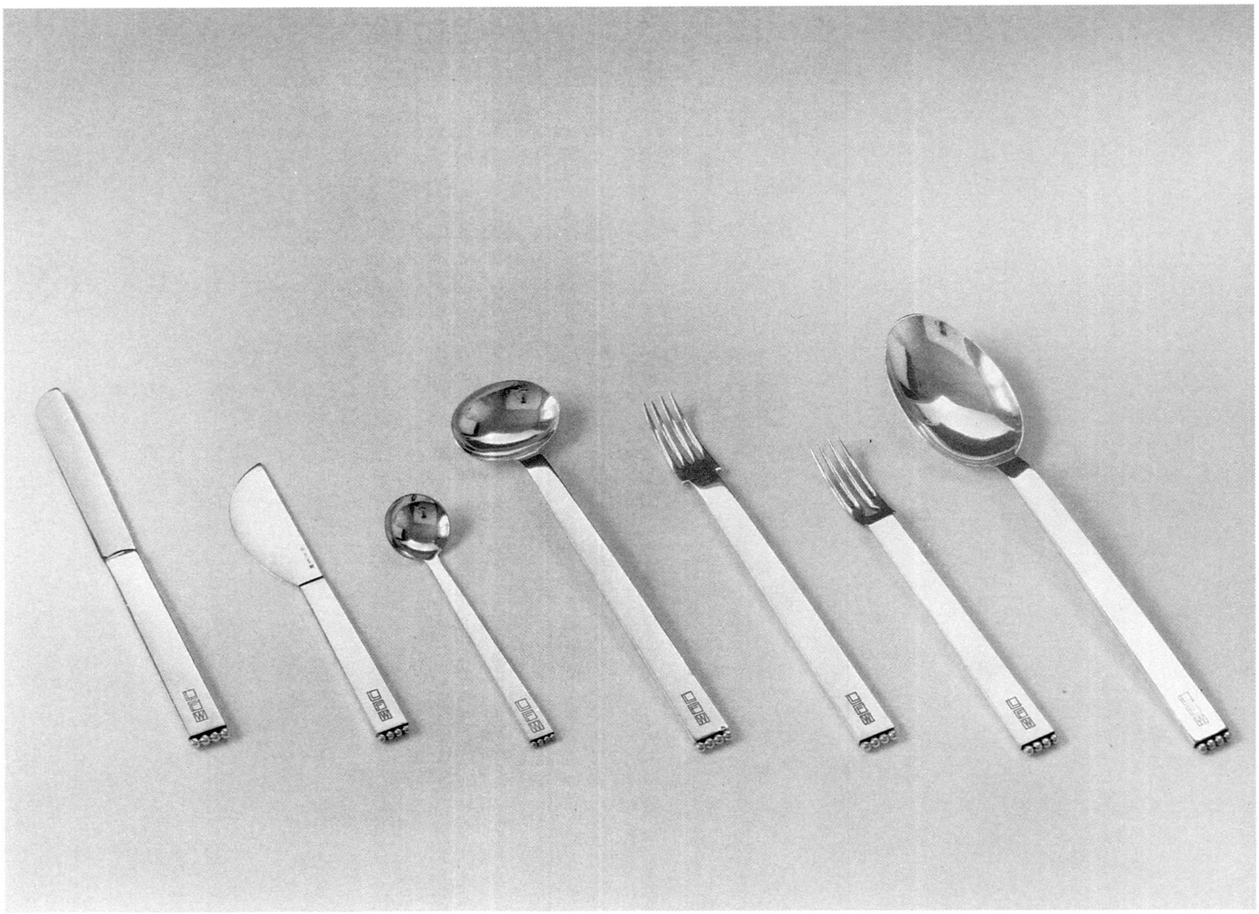

JOSEF HOFFMANN, Besteck für Lilly und Fritz Waerndorfer, 1904–1908. Silber. Ausführung: Wiener Werkstätte

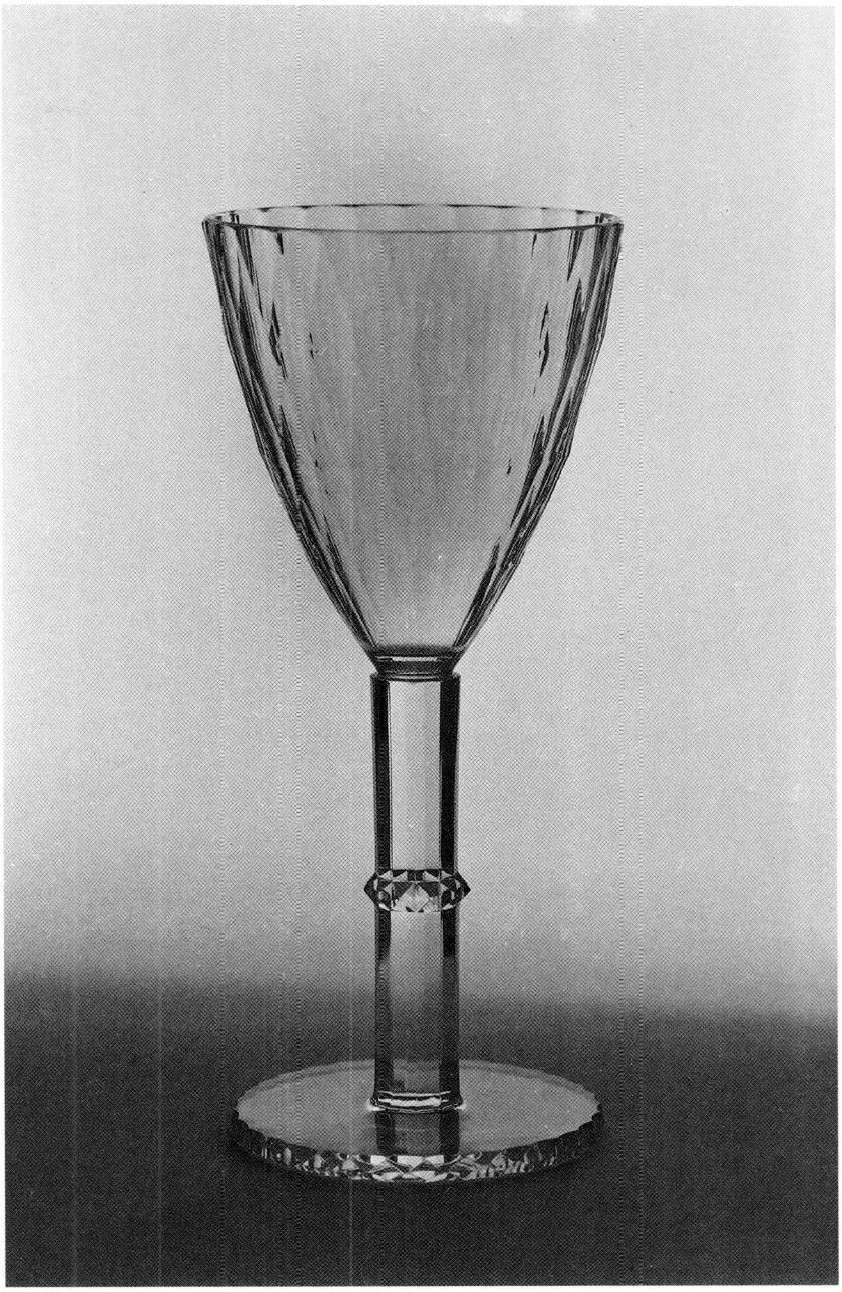

JOSEF HOFFMANN, Kelchglas, um 1913. Verleger: Lobmeyr

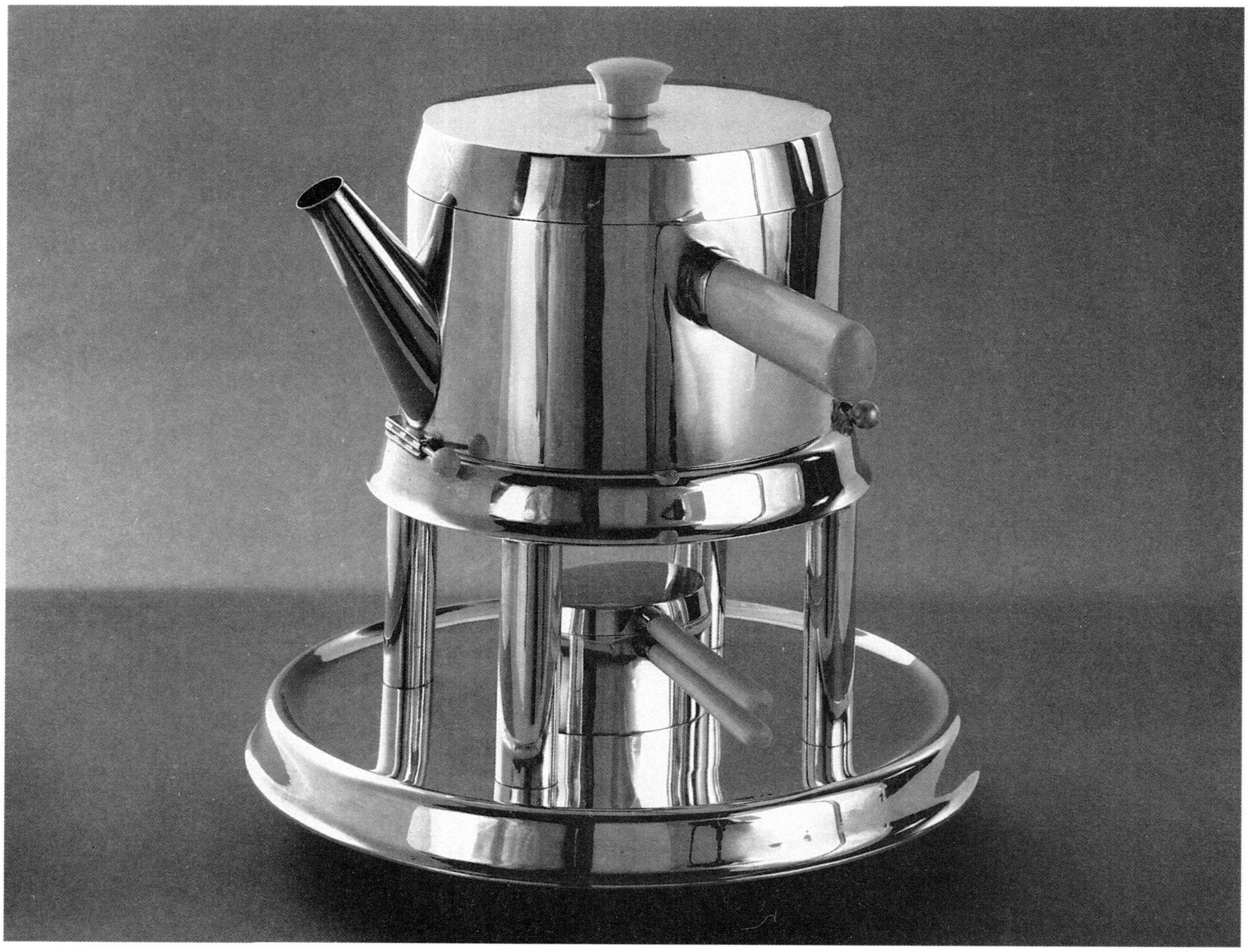

JOSEF HOFFMANN, Samowar, 1909/10. Silber, Elfenbein. Ausführung: Wiener Werkstätte

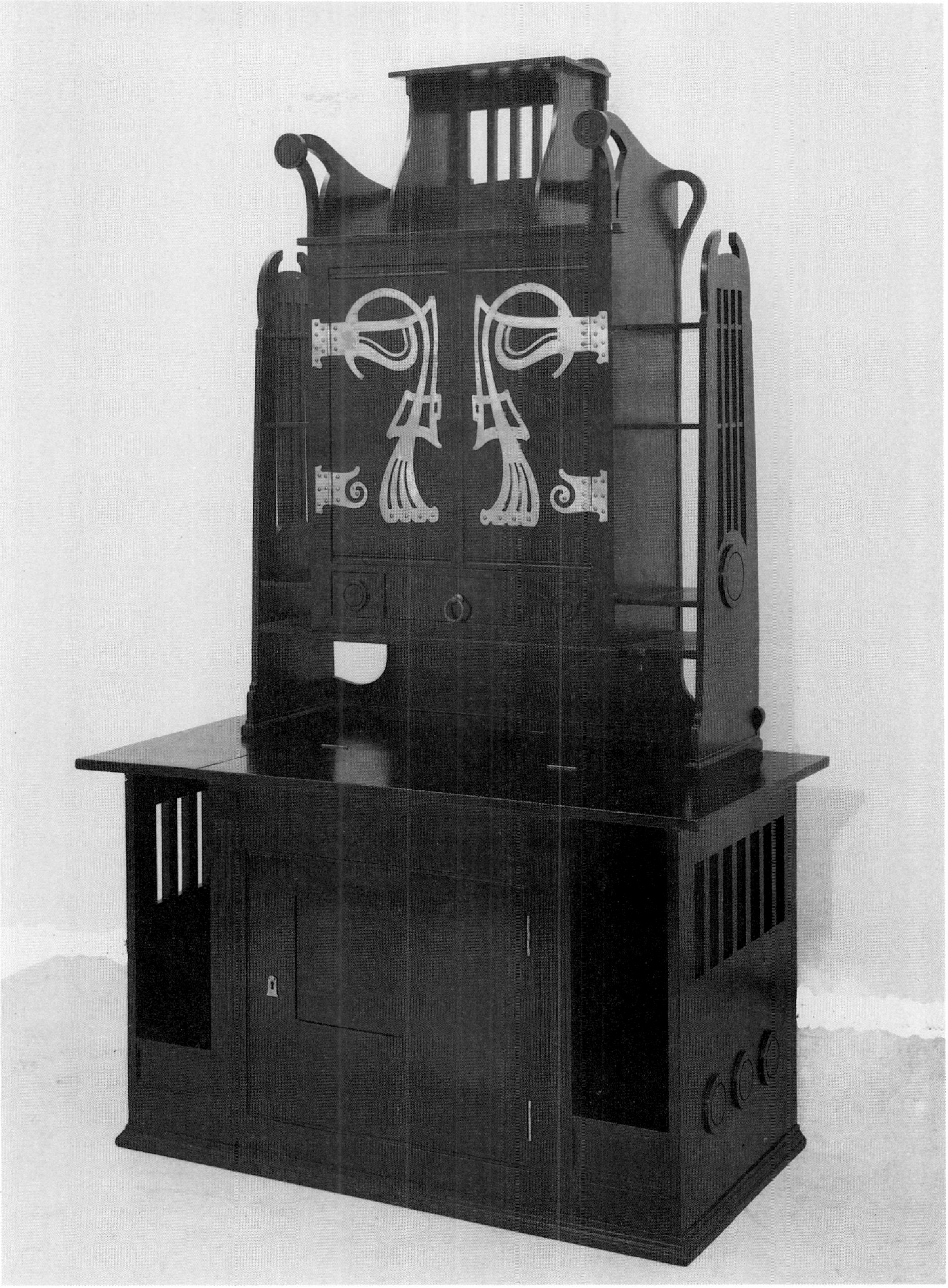

JOSEF HOFFMANN, Atelierschrank für Koloman Moser, 1898. Erlenholz, Kupferbeschläge

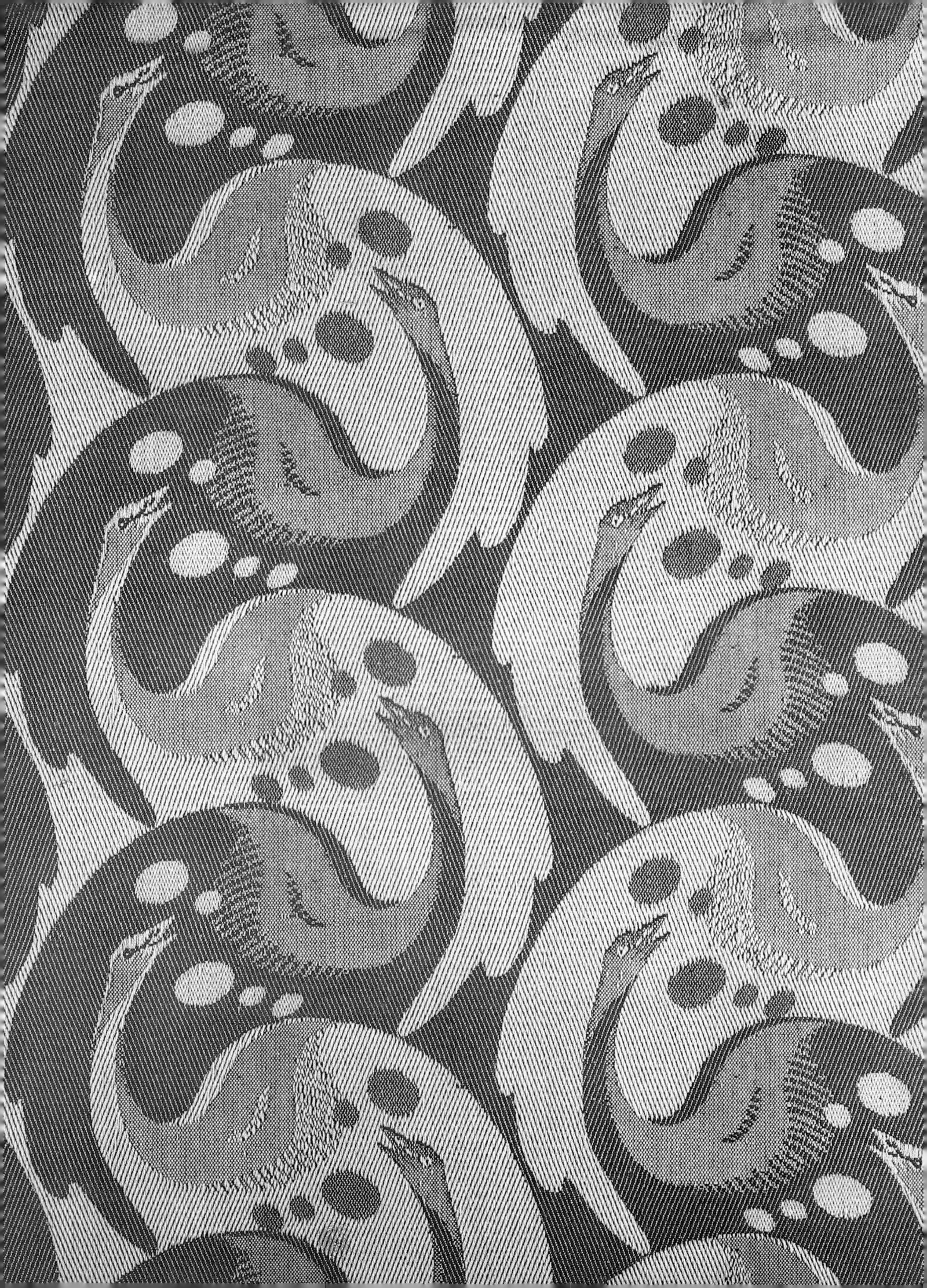

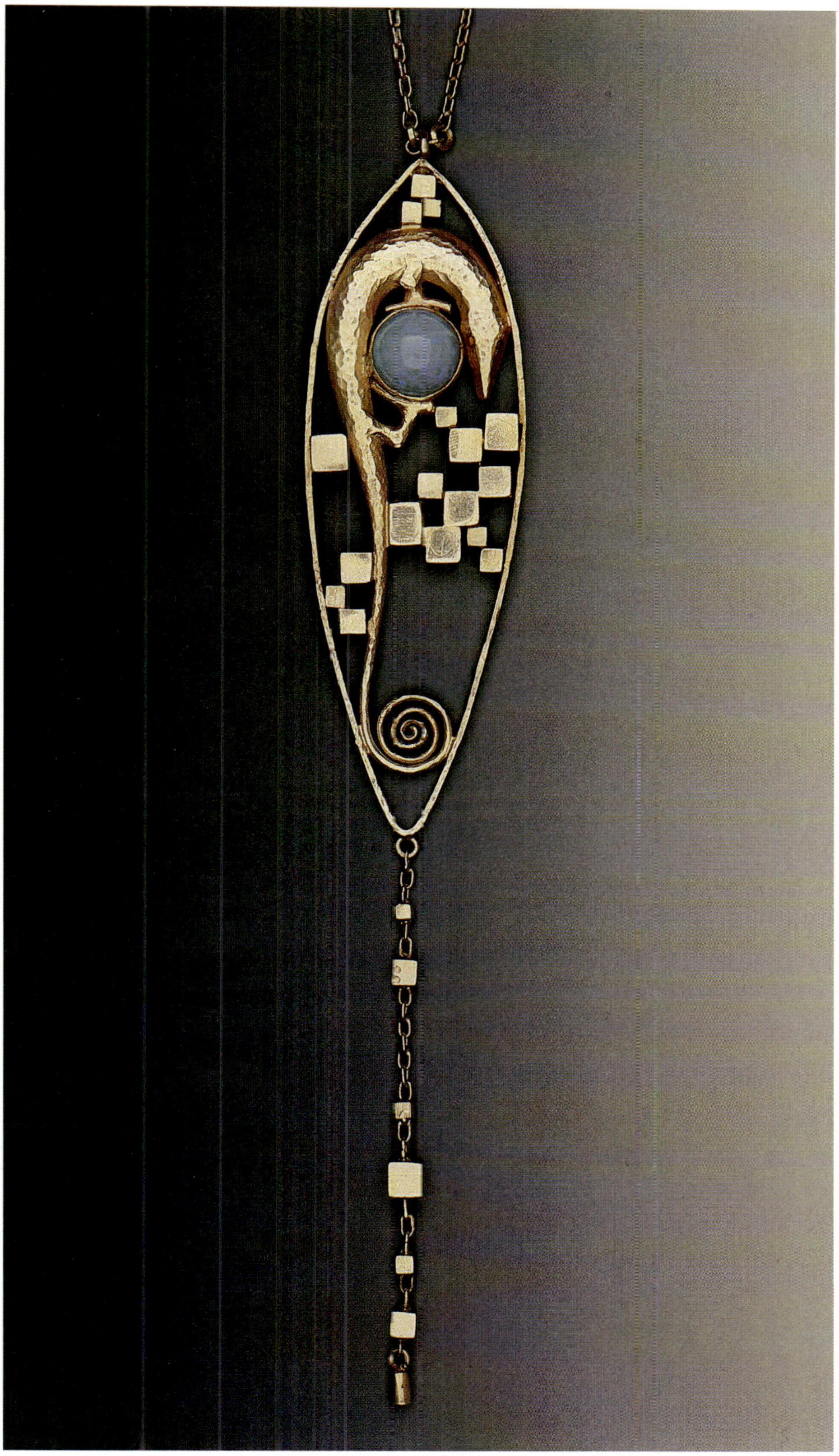

KOLOMAN MOSER, Anhänger, 1903. Silber, Opal. Ausführung: Wiener Werkstätte

KOLOMAN MOSER, „Vogel Bülow“, 1899. Baumwollgewebe.
Ausführung: Backhausen & Söhne, Wien

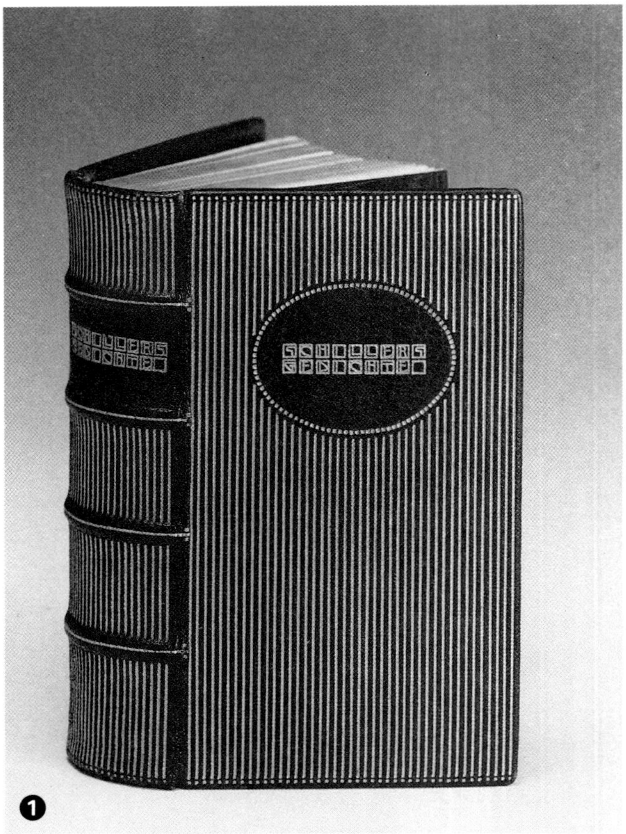

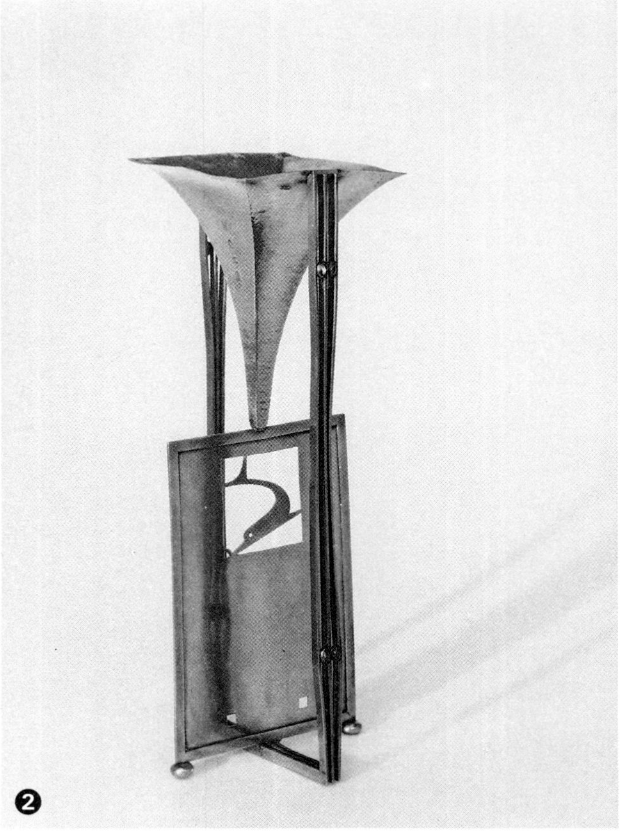

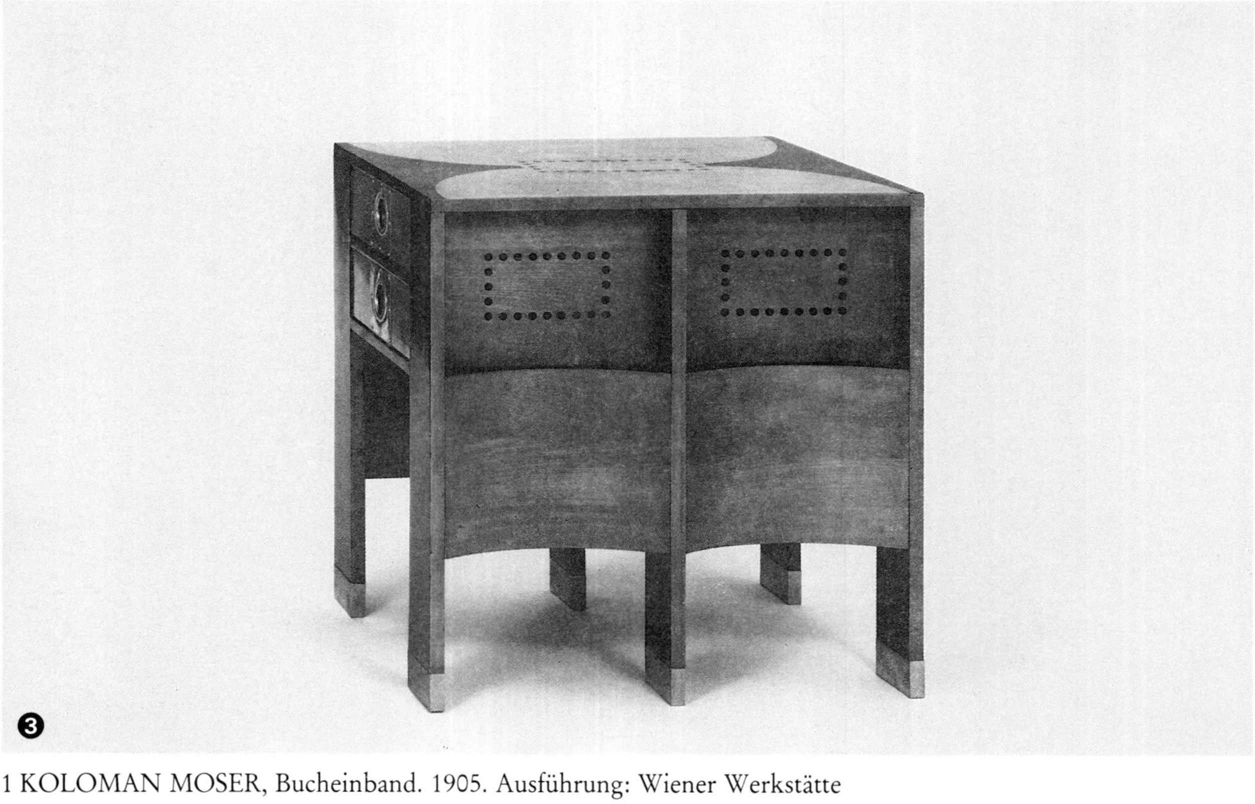

1 KOLOMAN MOSER, Bucheinband. 1905. Ausführung: Wiener Werkstätte

2 KOLOMAN MOSER, Vase, 1903/04. Messing. Ausführung: Wiener Werkstätte

3 KOLOMAN MOSER, Schiebetisch, 1903. Ahornholz, Nickelbeschläge an den Laden und Nickelmanschetten an den Beinen

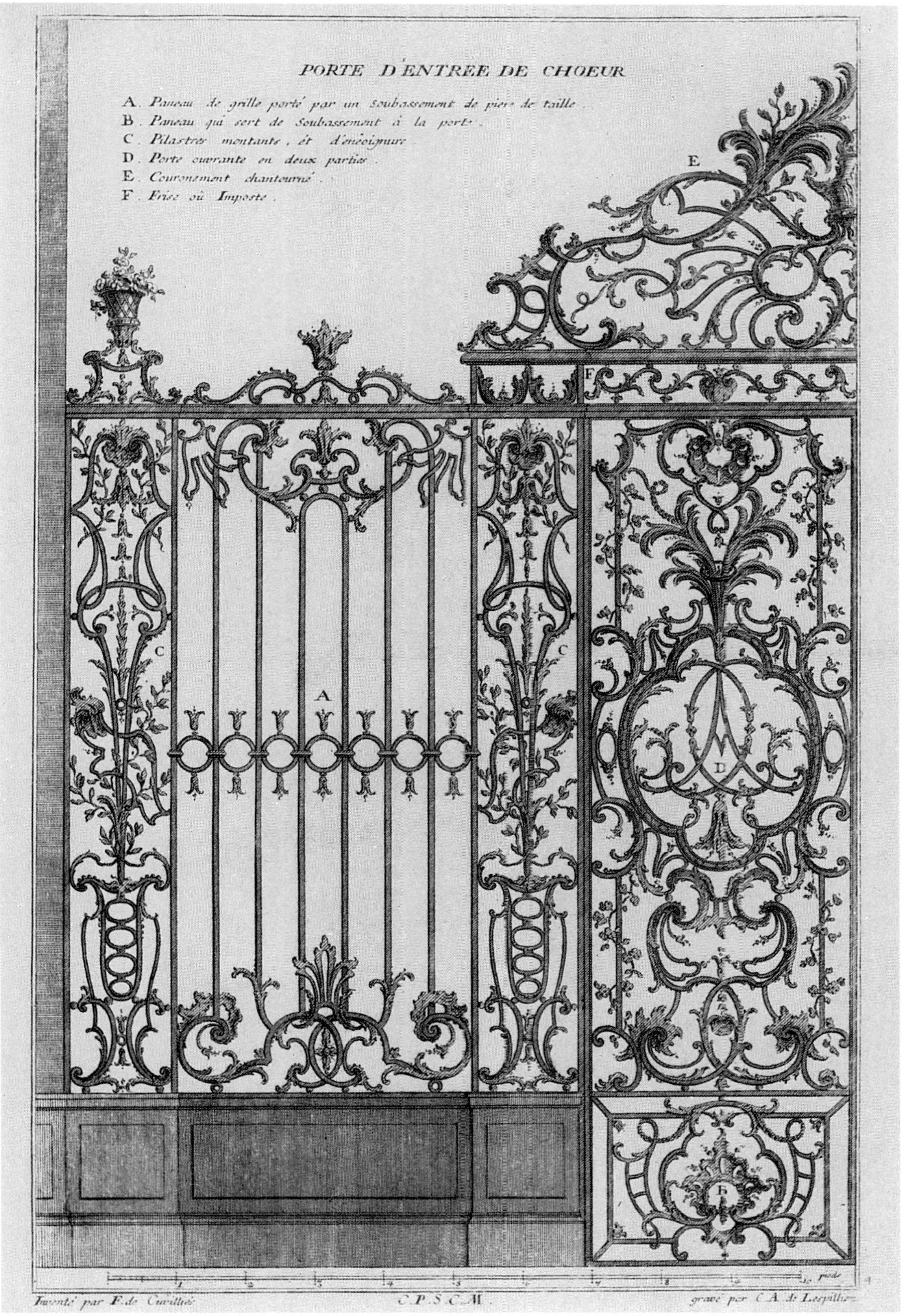
PORTE D'ENTREE DE CHOEUR
A. Paneau de grille porté par un Soubassement de piere de taille.
B. Paneau qui sert de Soubassement à la porte.
C. Pilastres montants, ét d'encoignure.
D. Porte ouvrante en deux parties.
E. Couronement chantourné.
F. Frise où Imposte.
E
F
C
A
C
D
B
pieds
Inventé par F. de Cuvilliés
C.P.S.C.M.
gravé par C.A. de Lespilliez

FRANÇOIS CUVILLIER, Ornamentales Vorlageblatt, 18. Jahrhundert. Kupferstich

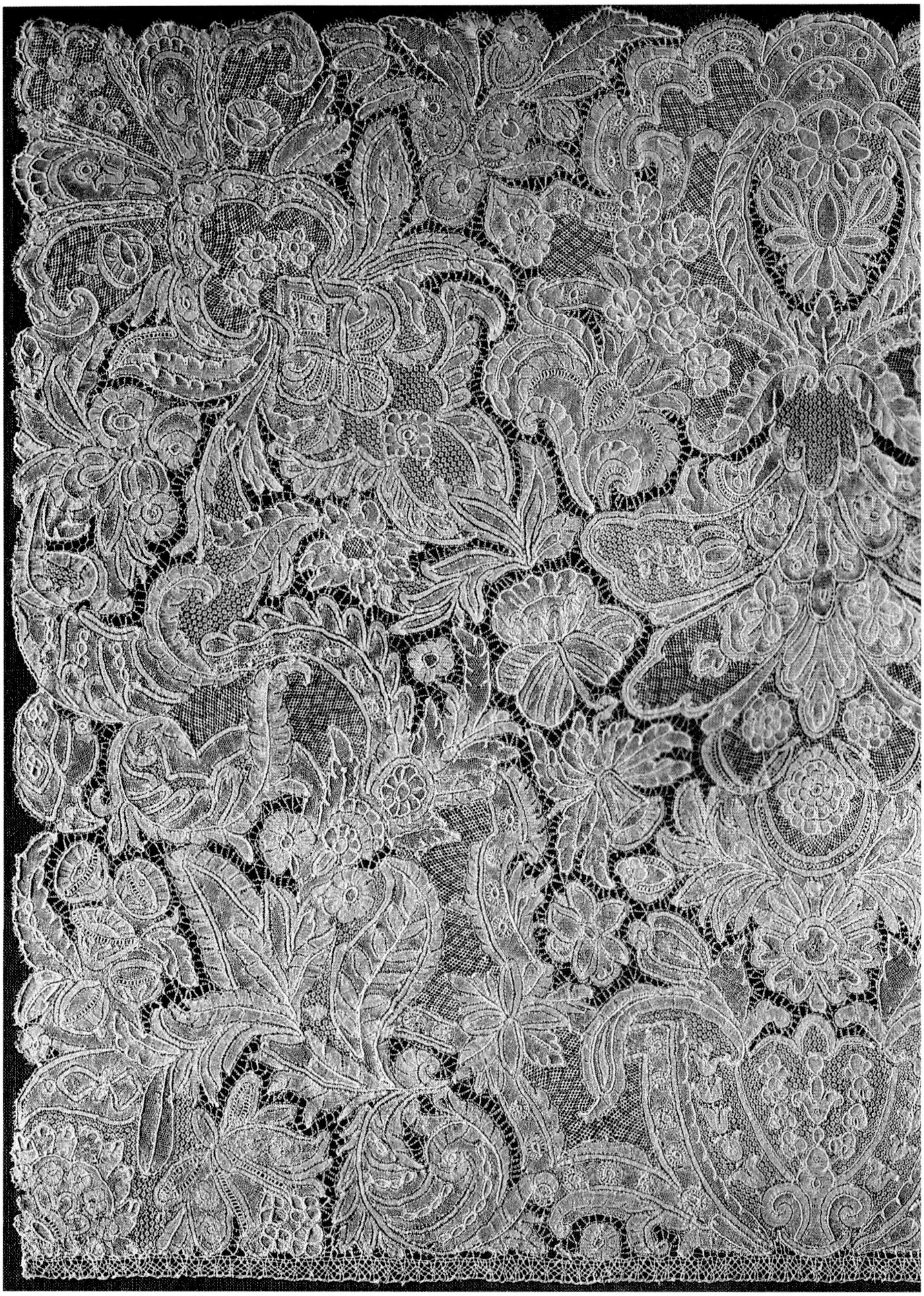

Spitzenkravatte, Brüssel, 1. Viertel 18. Jahrhundert. Leinengarn, geklöppelt

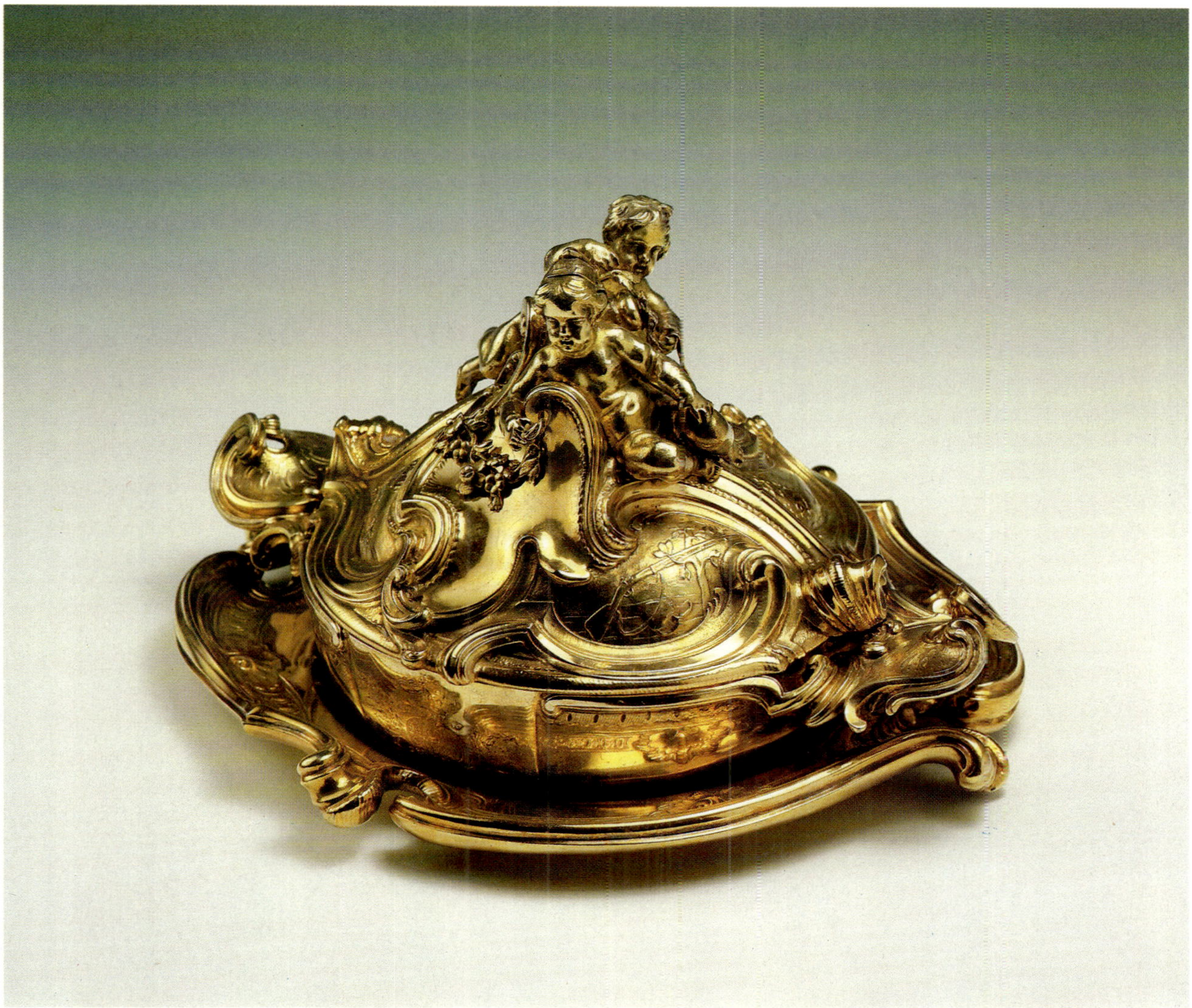

Terrine, Turin, Mitte 18. Jahrhundert. Silber, vergoldet

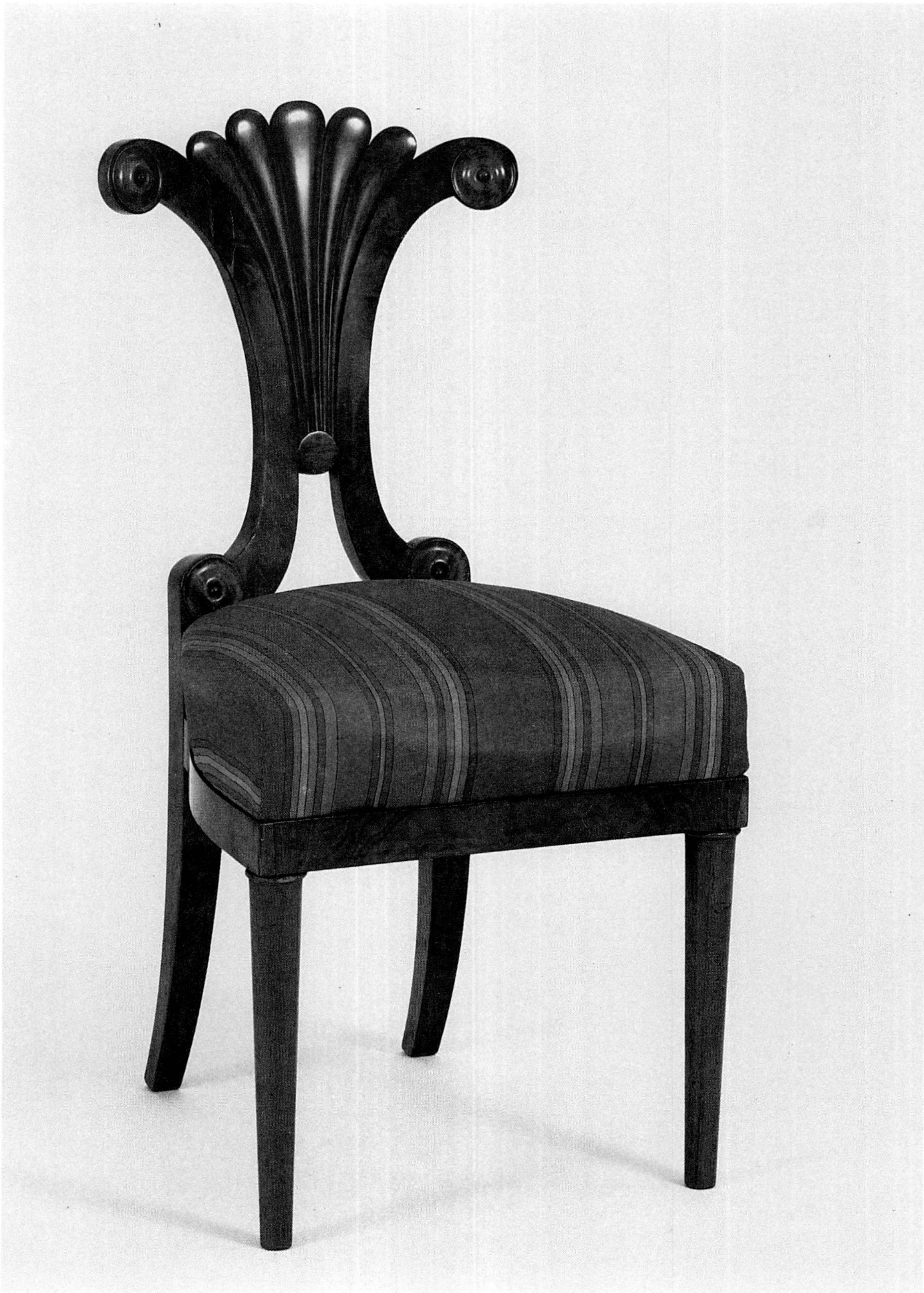

Sessel, Wien, um 1835. Nußbaumholz

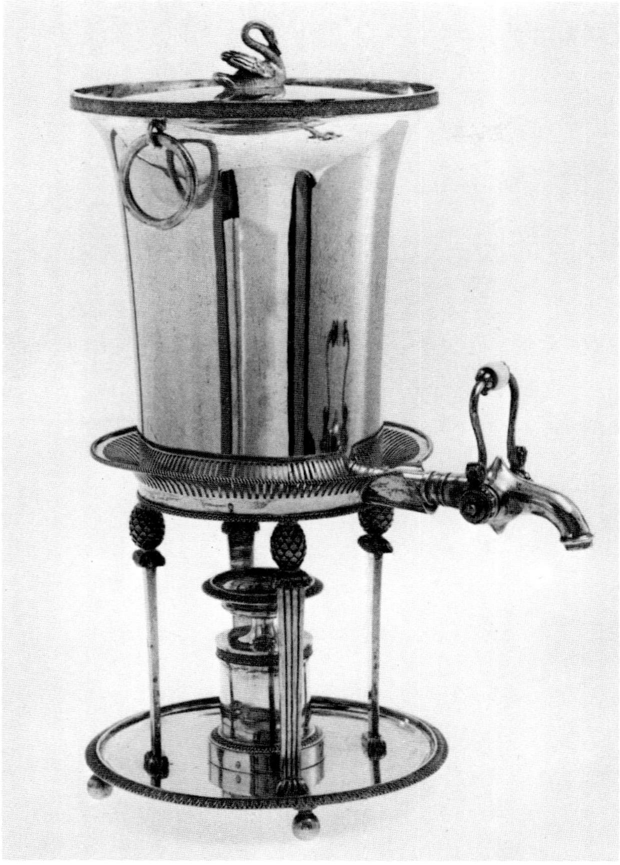

JOSEF KERN, Heißwasserkessel, Wien, 1820. Silber

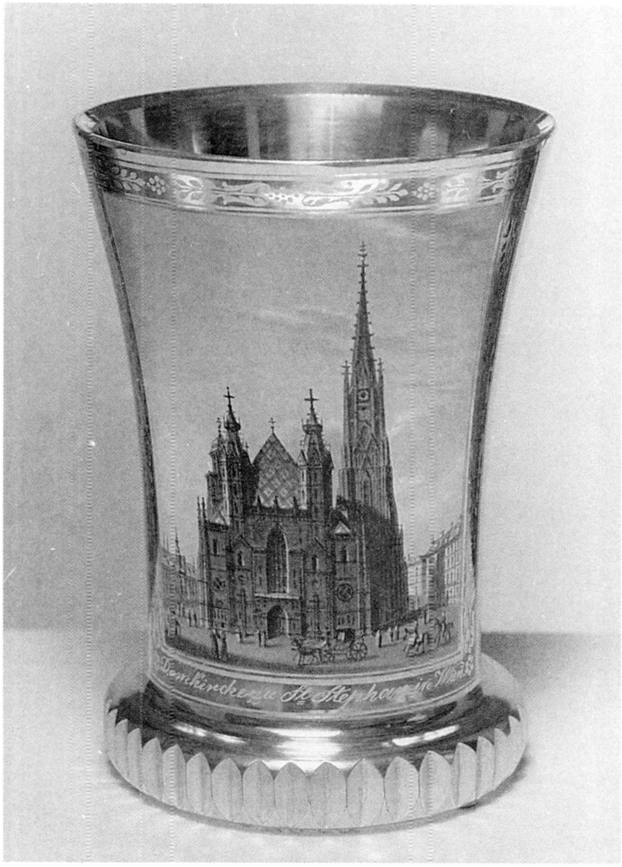

KOTHGASSER-Werkstätte, Glasbecher, um 1820

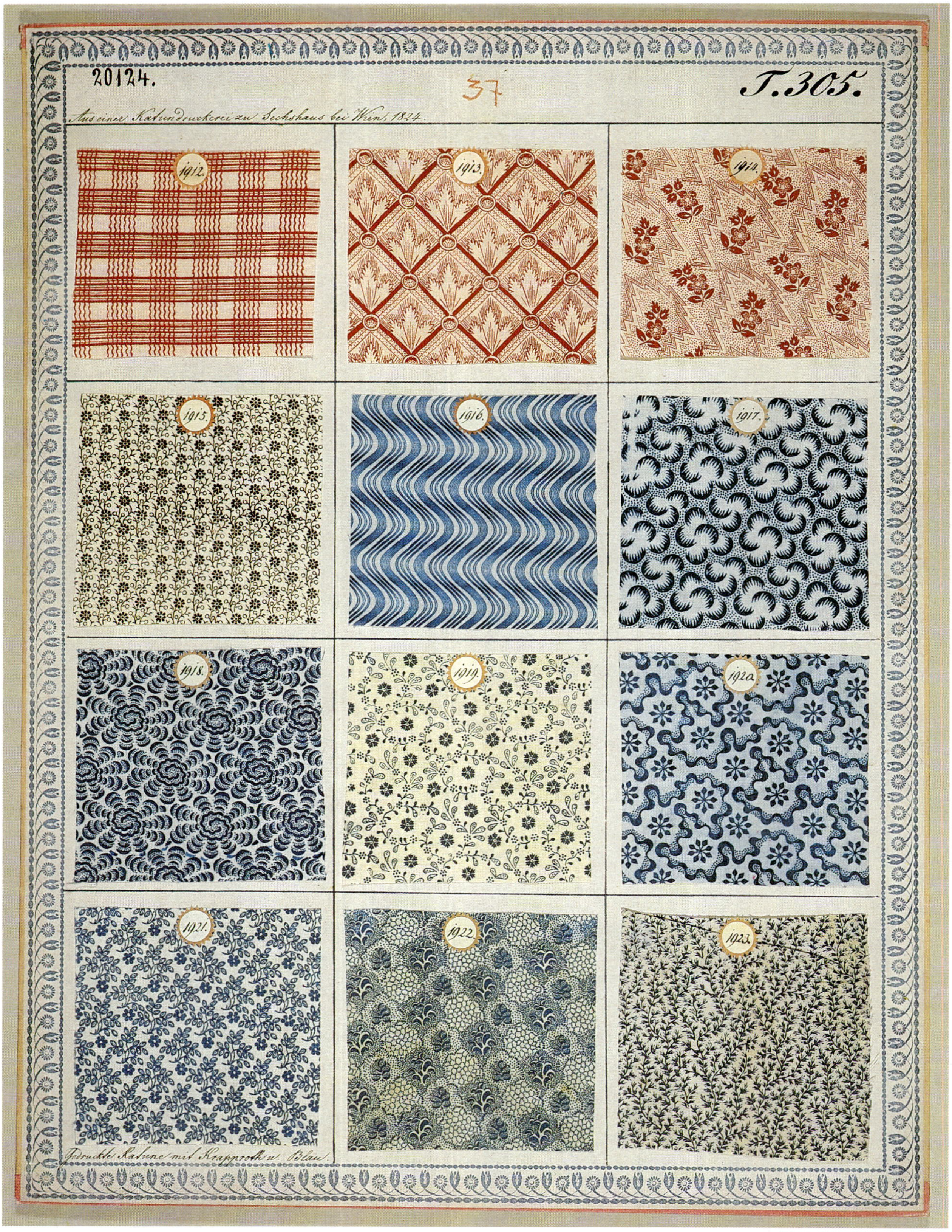


Mustertafel aus dem Fabriksproduktenkabinett, 1824. Bedruckte Baumwollstoffe einer Wiener Firma

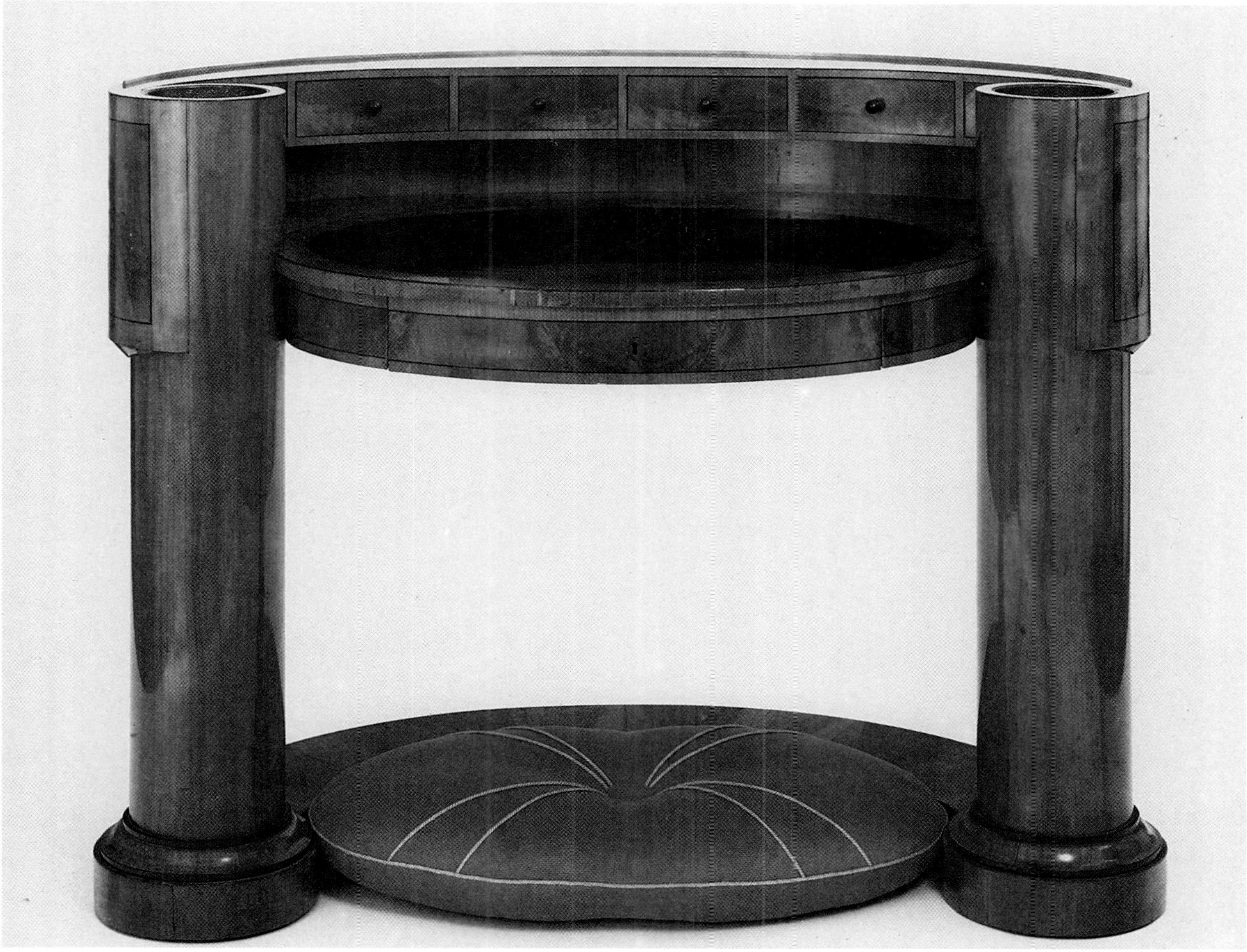

Damenschreibtisch, Wien, 1825–1830. Kirsch- und Birnbaumholz

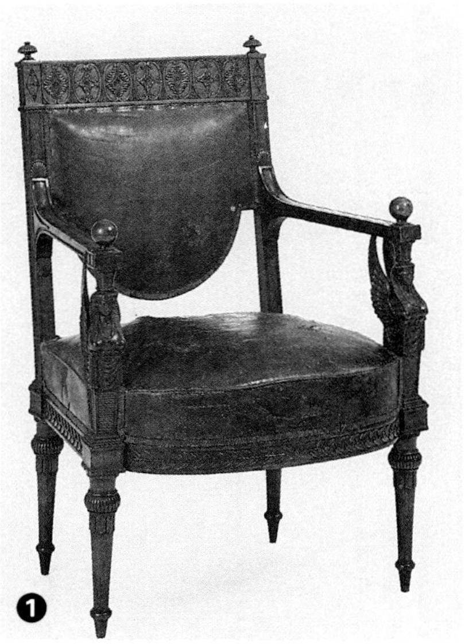


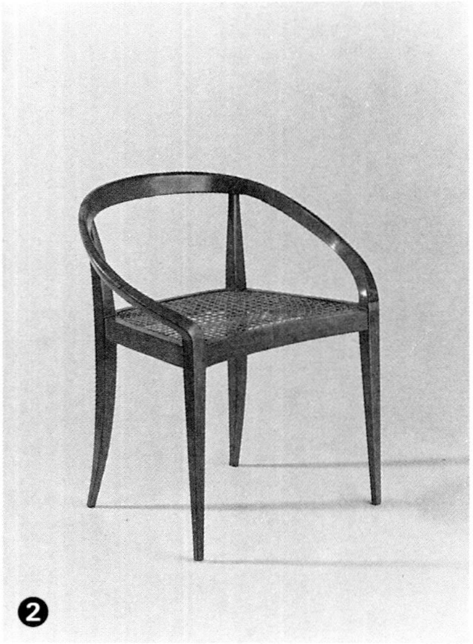


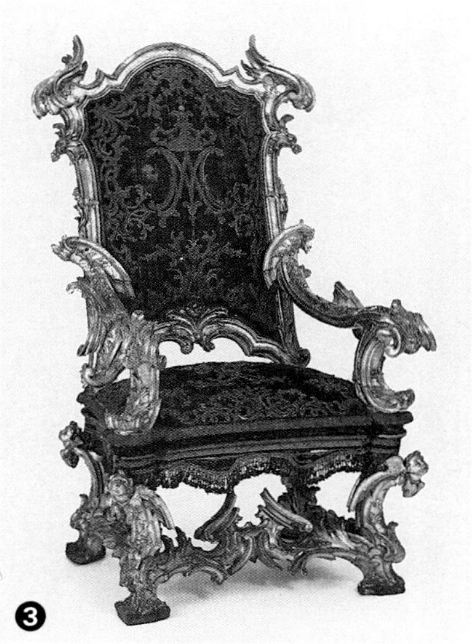


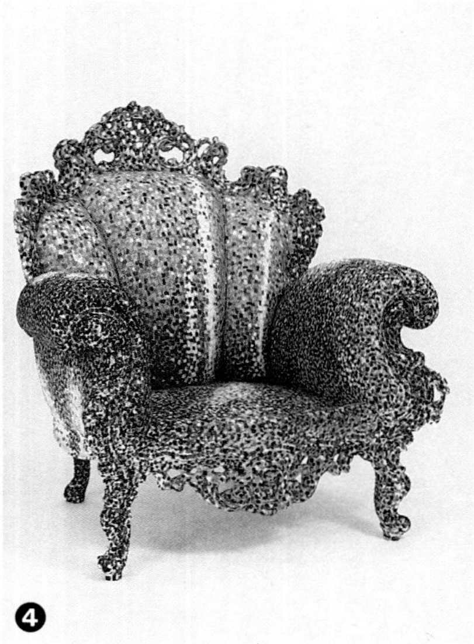


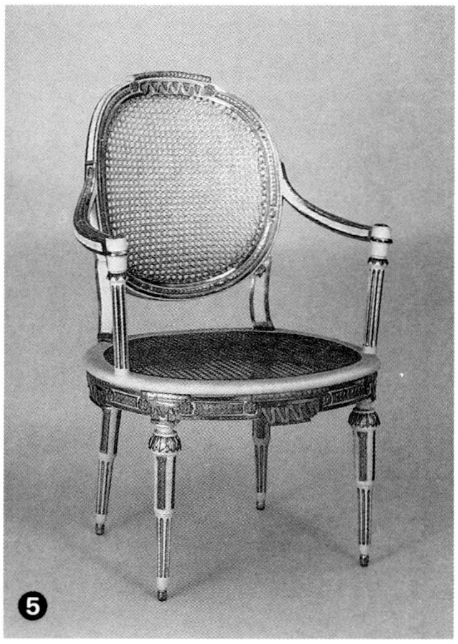


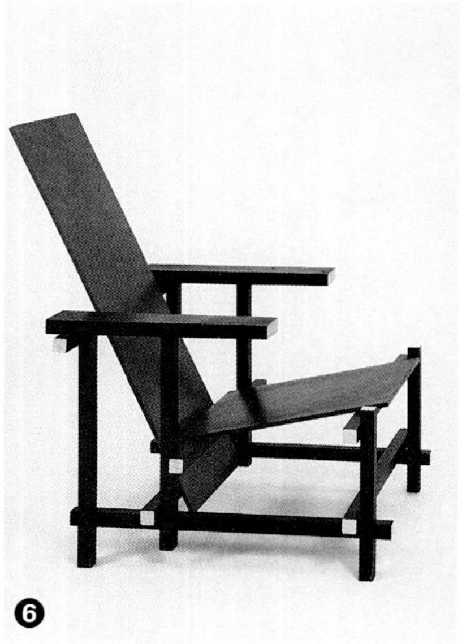


1 Armlehnsessel (Style Directoire), Paris, 1795–1800. Mahagoni, Schaflederbespannung
2 JULIUS JIRASEK, Armlehnstuhl, um 1937. Nußbaumholz, Strohgeflecht. Ausführung: Werkstätte Hagenauer
3 Prunkstuhl, Venedig, 18. Jahrhundert, Holz, vergoldet; Samtbezug mit Silberstickerei
4 ALESSANDRO MENDINI, Fauteuil „Proust“, 1978. Lindenholz mit Stoffbezug, bemalt
5 Fauteuil aus Schloßhof, um 1780. Holz, vergoldet, gepolstert
6 GERRIT THOMAS RIETVELD, Armlehnsessel, um 1918. Holz, lackiert. Ausführung: G. A. v. d. Groenekan, de Bilt

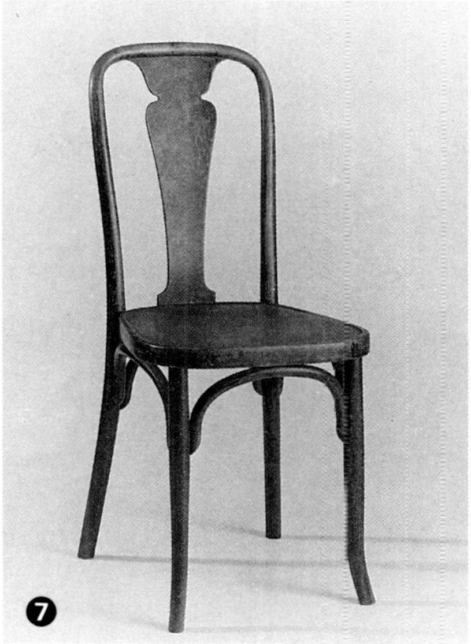

7

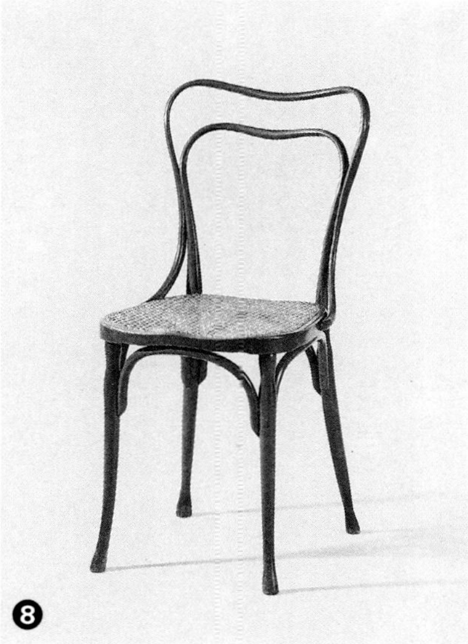

8

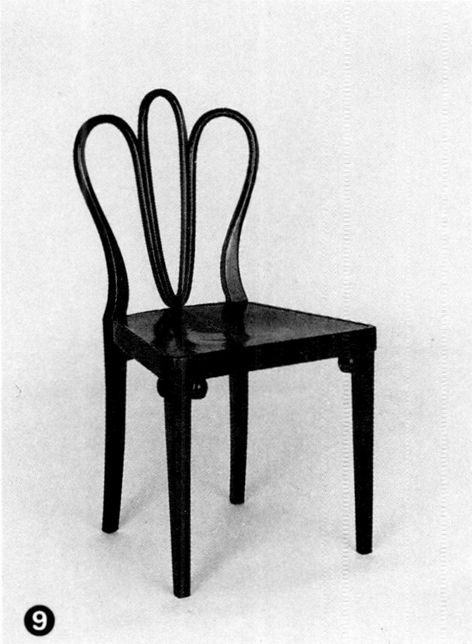

9

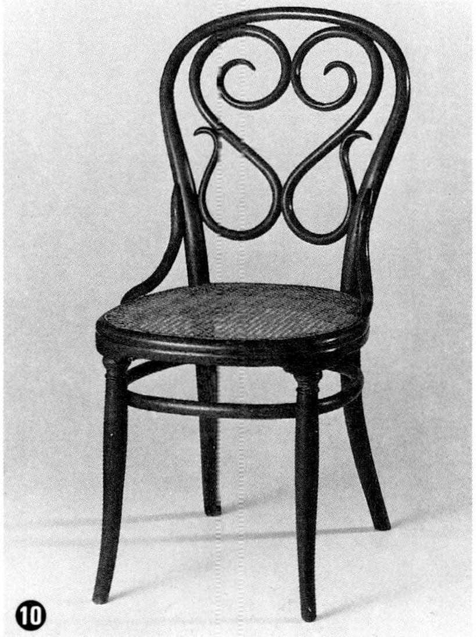

10

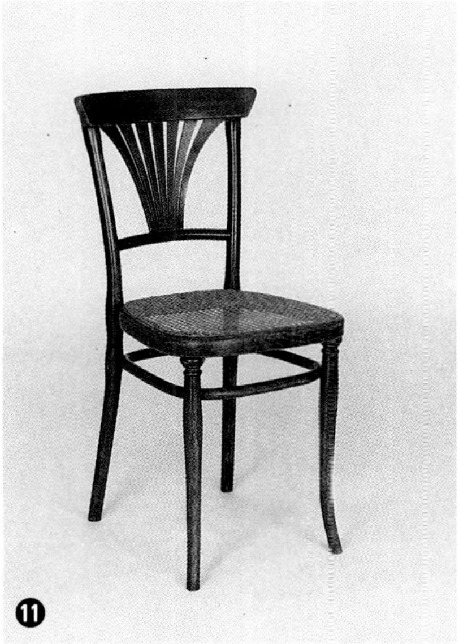

11

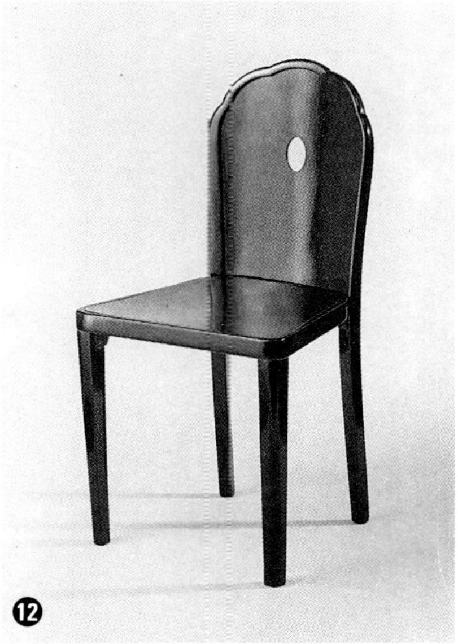

12

7 Gebr. THONET, Stuhl, um 1922. Buchenholz

8 ADOLF LOOS, Sessel für das Café Museum, Wien, 1898. Buche, Strohgeflecht. Ausführung: J. & J. Kohn

9 JOSEF HOFFMANN, Bugholzstuhl, 1910. Buchen- und Sperrholz. Ausführung: J. & J. Kohn

10 Gebr. THONET, „Sessel Nr. 4“, erzeugt ab 1849. Buchenholz, Rohrgeflecht

11 Gebr. THONET, „Sessel Nr. 221“, 1898. Buchenholz, Strohgeflecht

12 JOSEF HOFFMANN, Stuhl mit Griffloch, 1913/14. Buchen- und Sperrholz. Ausführung: J. & J. Kohn

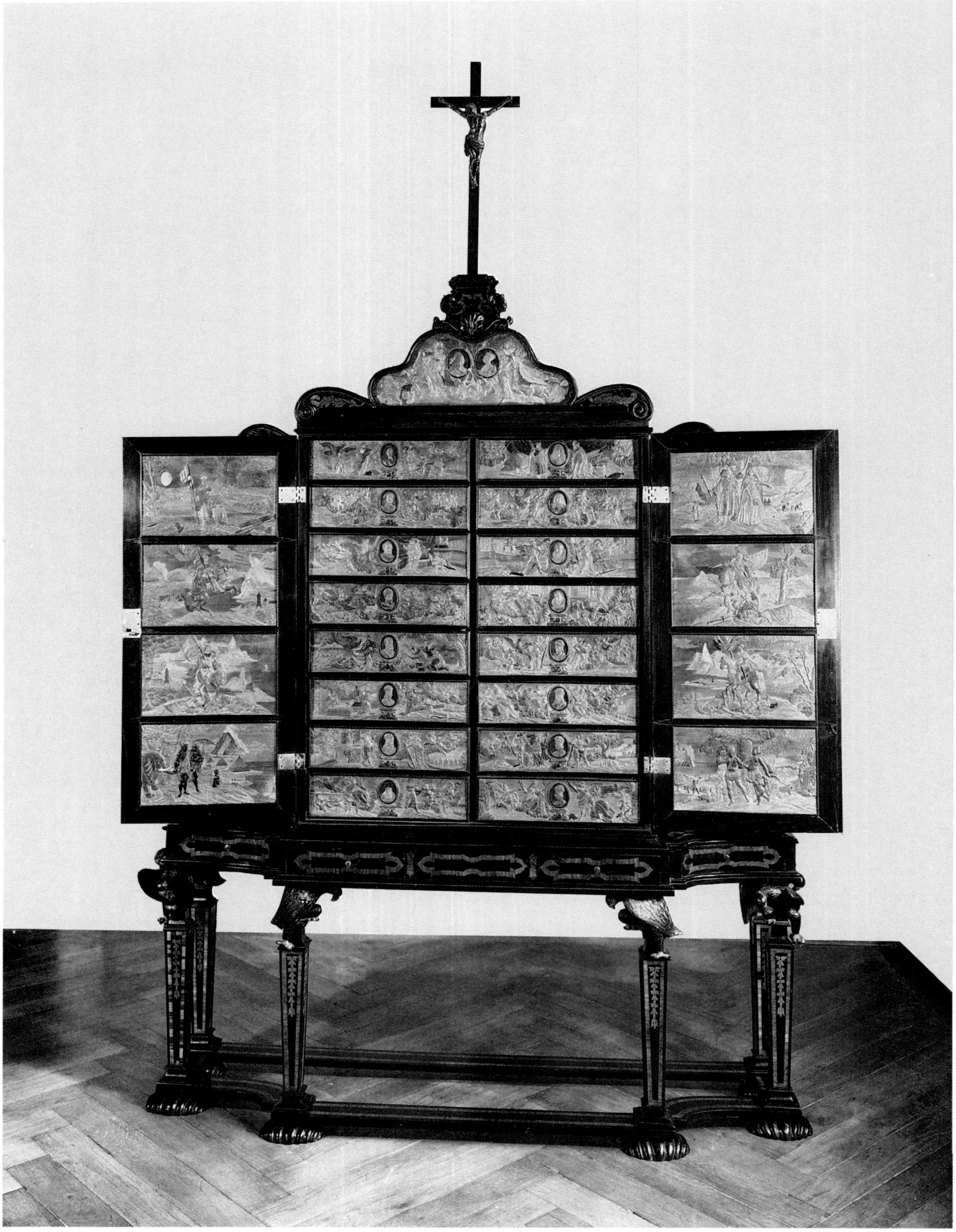

Kabinettschrank, Eger, 1. Viertel 18. Jahrhundert. Ebenholz, intarsiert

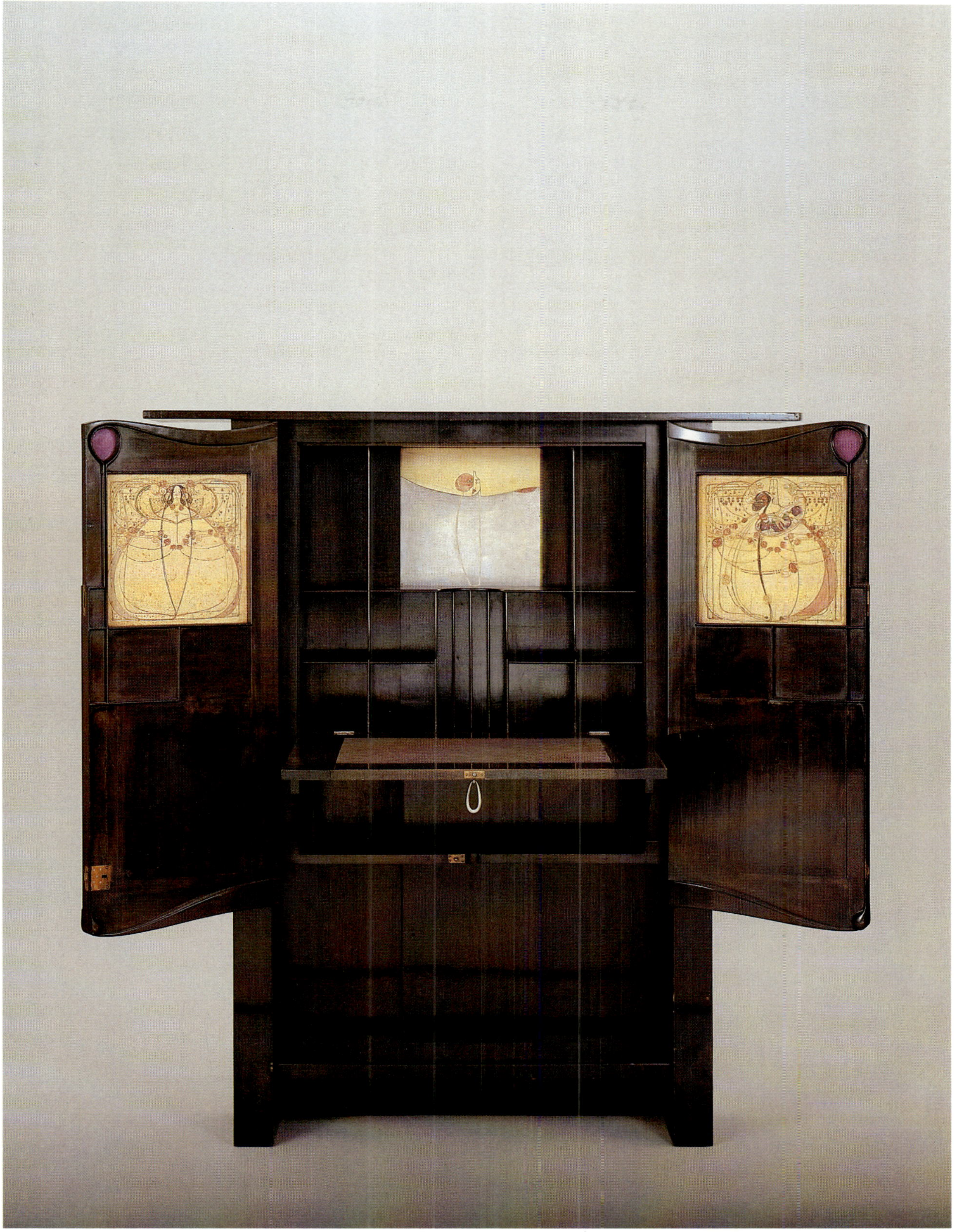

CHARLES RENNIE MACKINTOSH, Schreibschrank, 1901. Ahornholz, Neusilber, Gesso

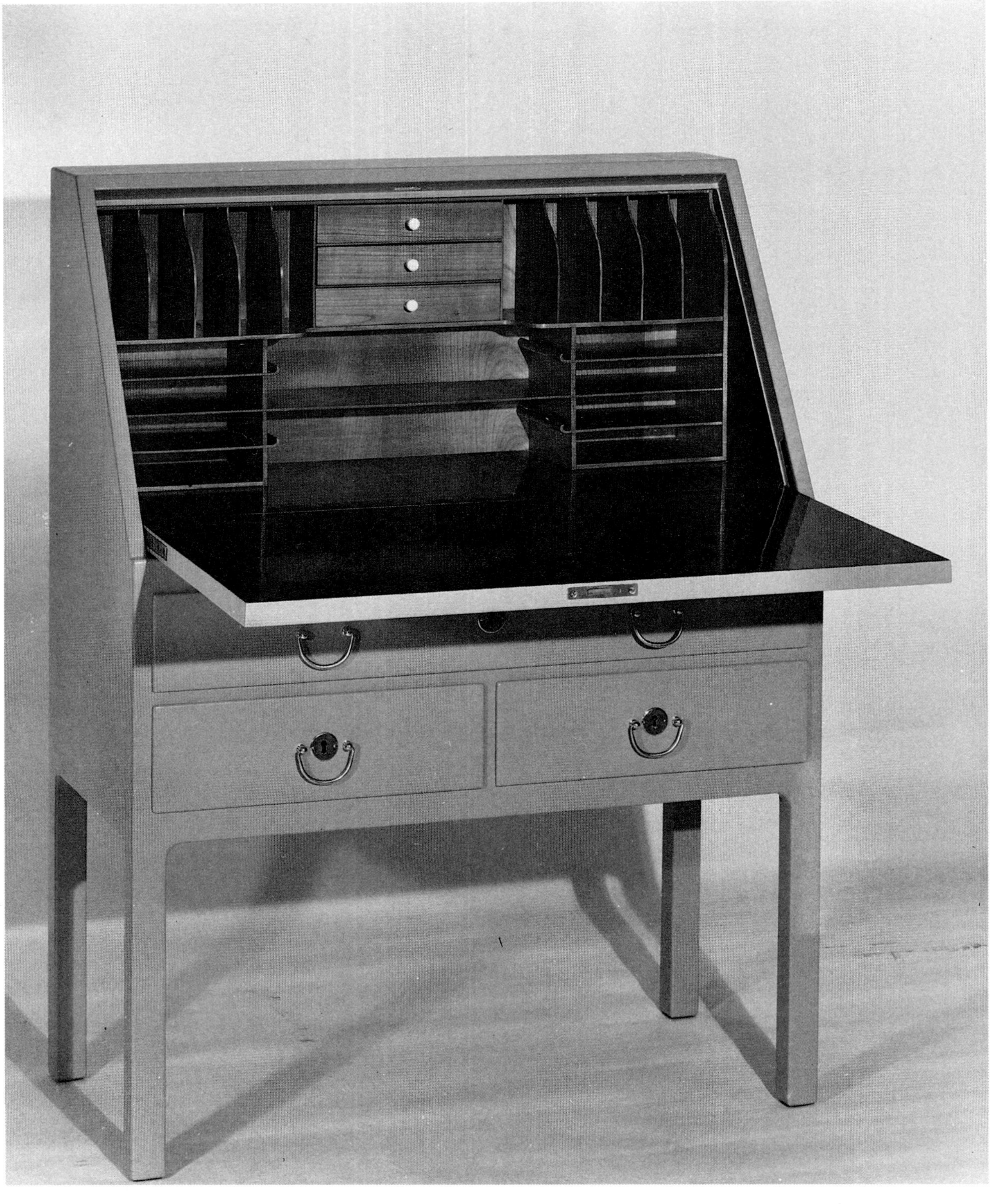

JOSEF FRANK, Sekretär, Wien, 1935. Grüner Schleiflack, innen Makassar-Ebenholz und Kirschbaumholz, Messingbeschläge

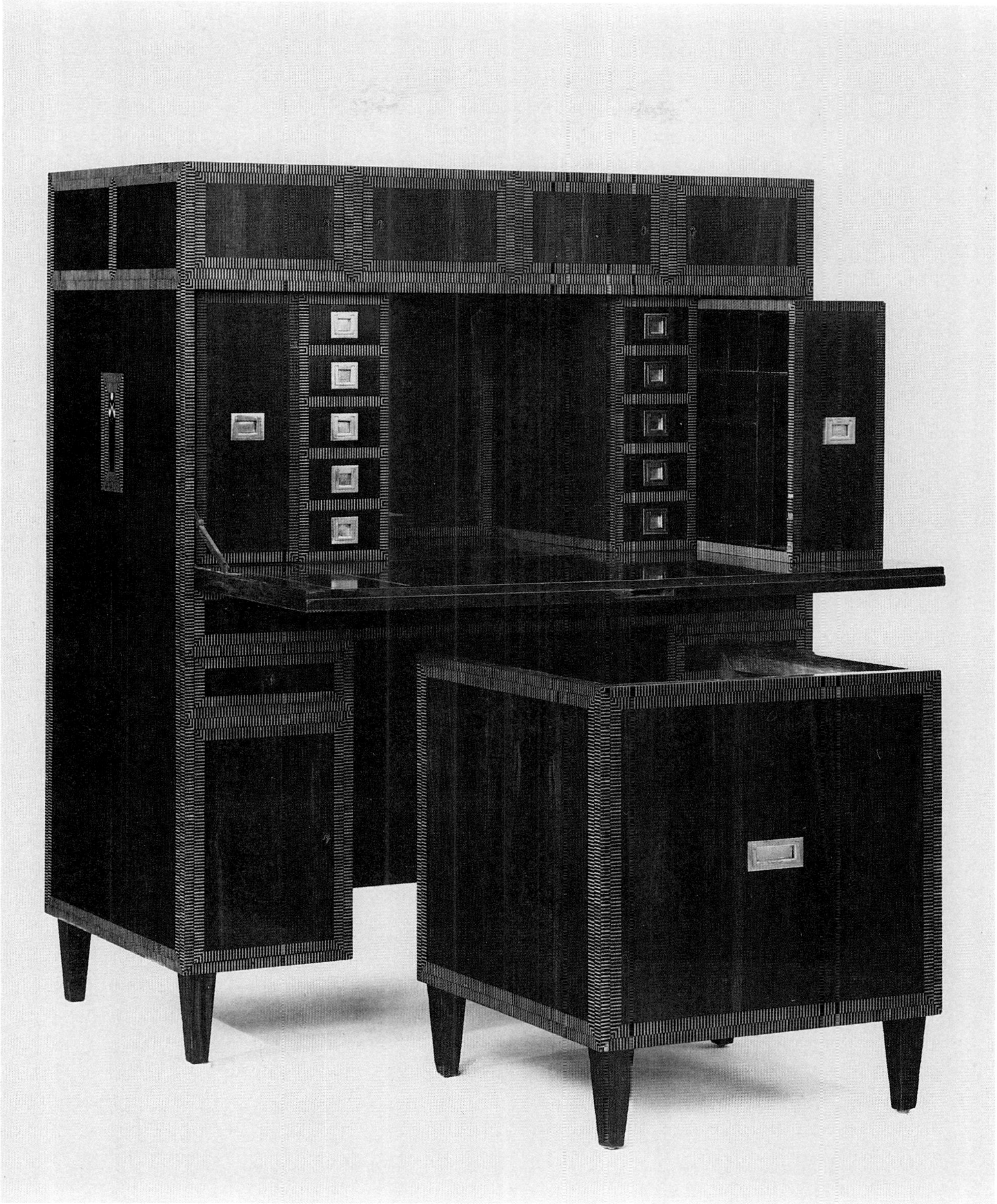

KOLOMAN MOSER, Schreibschrank mit einschiebbarem Sessel, 1903/04. Eben-, Buchs-, Mahagoni-, Ahorn- und Buchenholz, Elfenbein, Schildpatt, Bronze- und Messingbeschläge

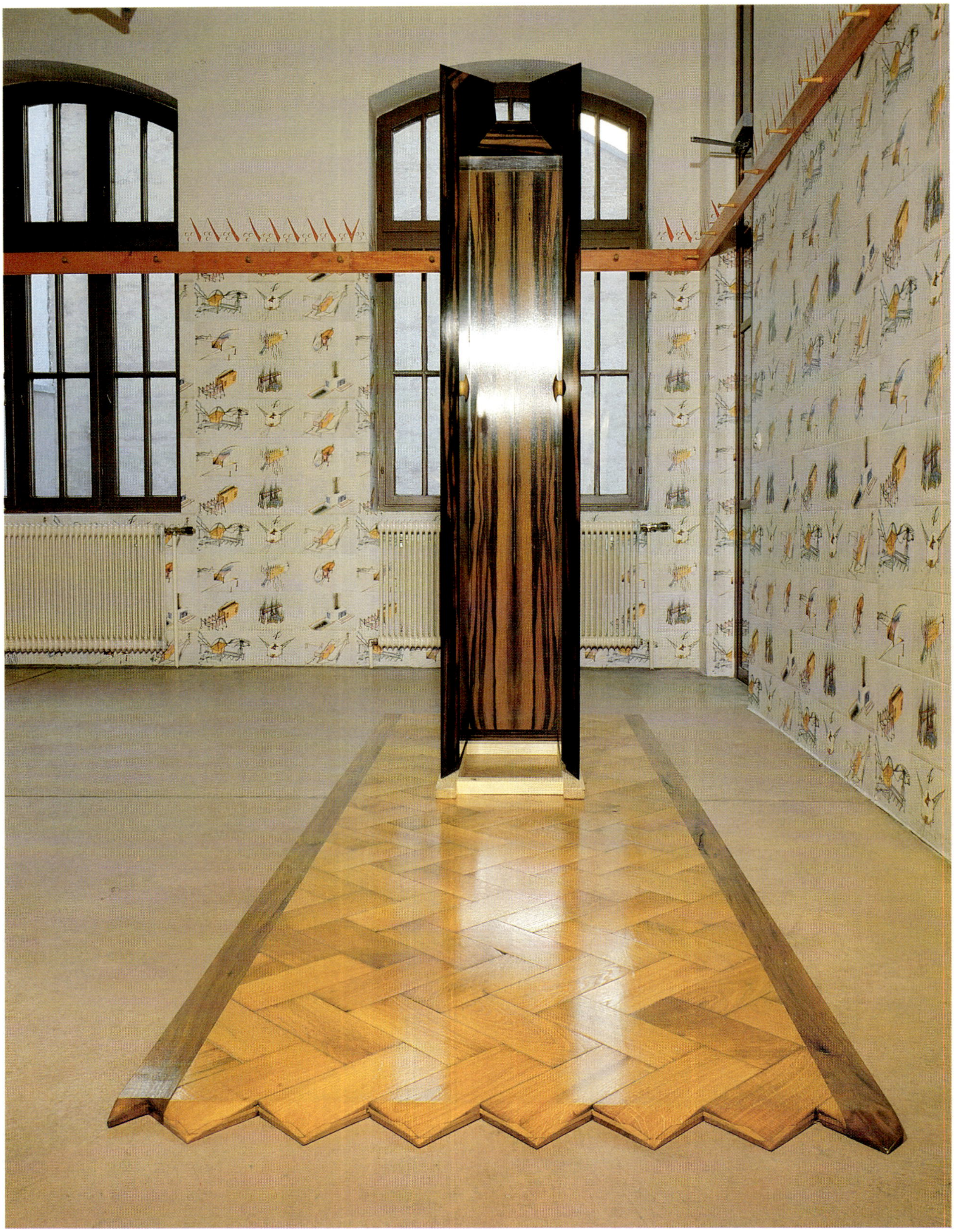

HEINZ FRANK, „Jeweils wissen, entläßt verwenden. Der Innenkasten", 1979/80. Holz, politiert

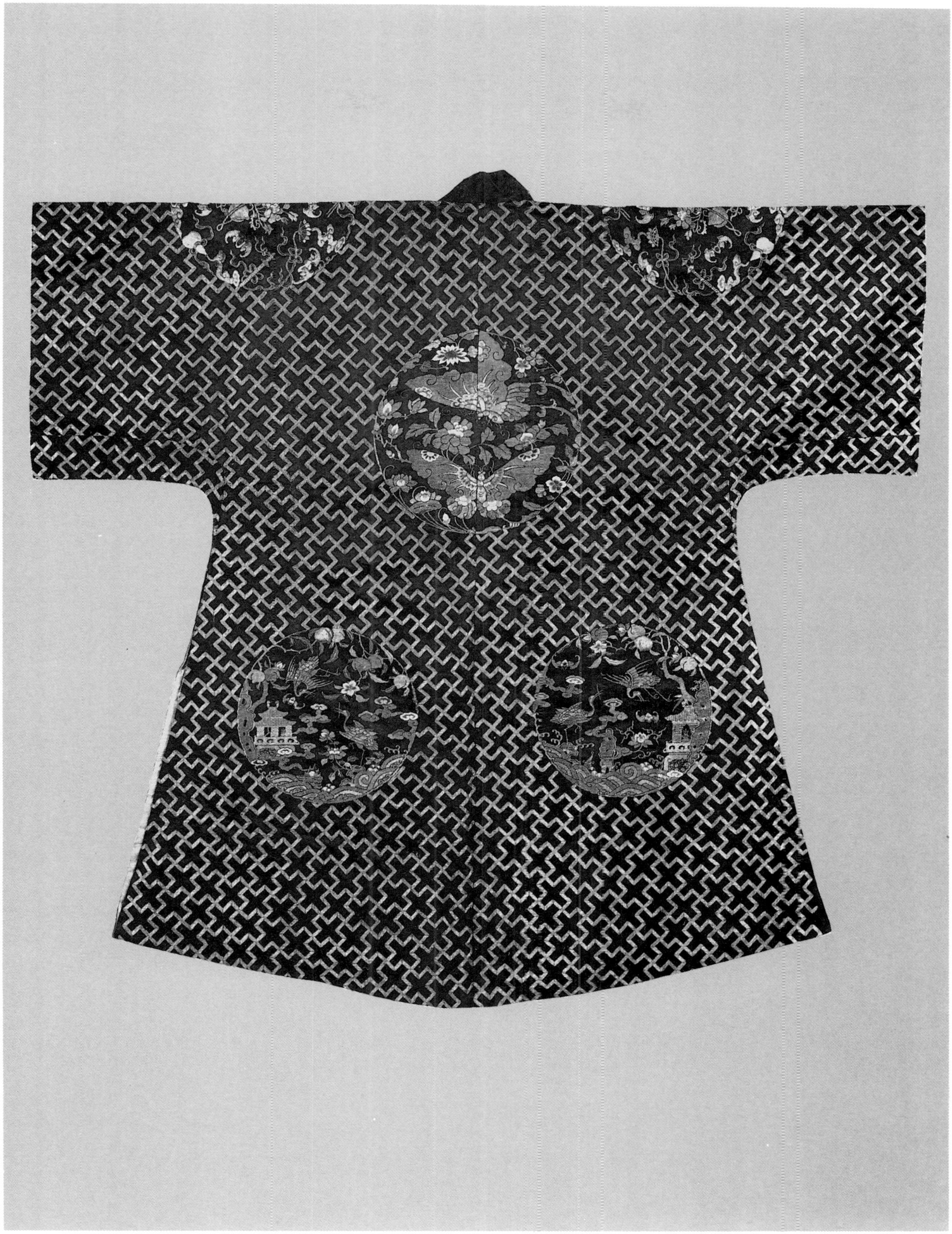

Ärmelrock, China, 19. Jahrhundert. Seide, broschiert

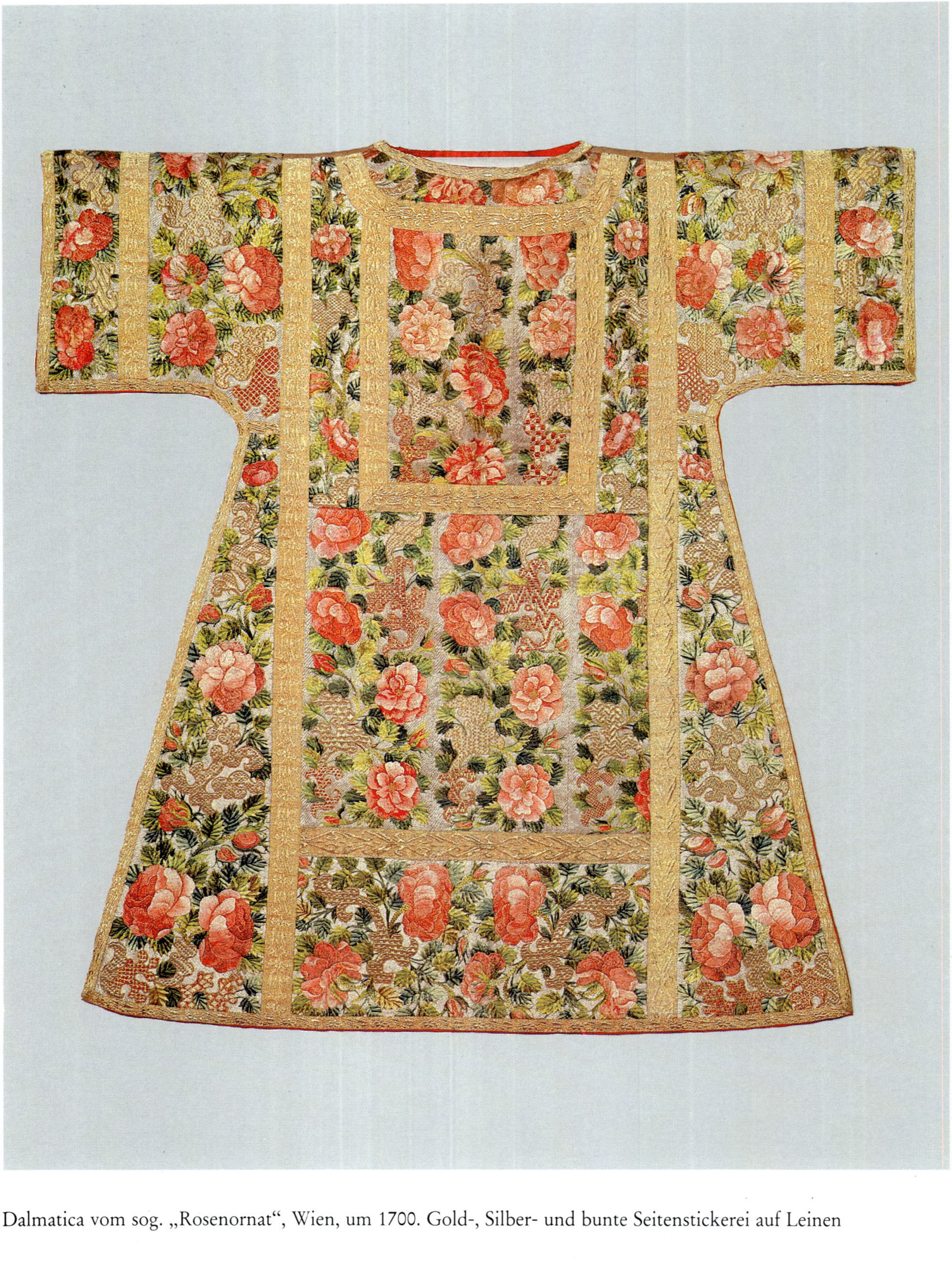

Dalmatica vom sog. „Rosenornat", Wien, um 1700. Gold-, Silber- und bunte Seitenstickerei auf Leinen

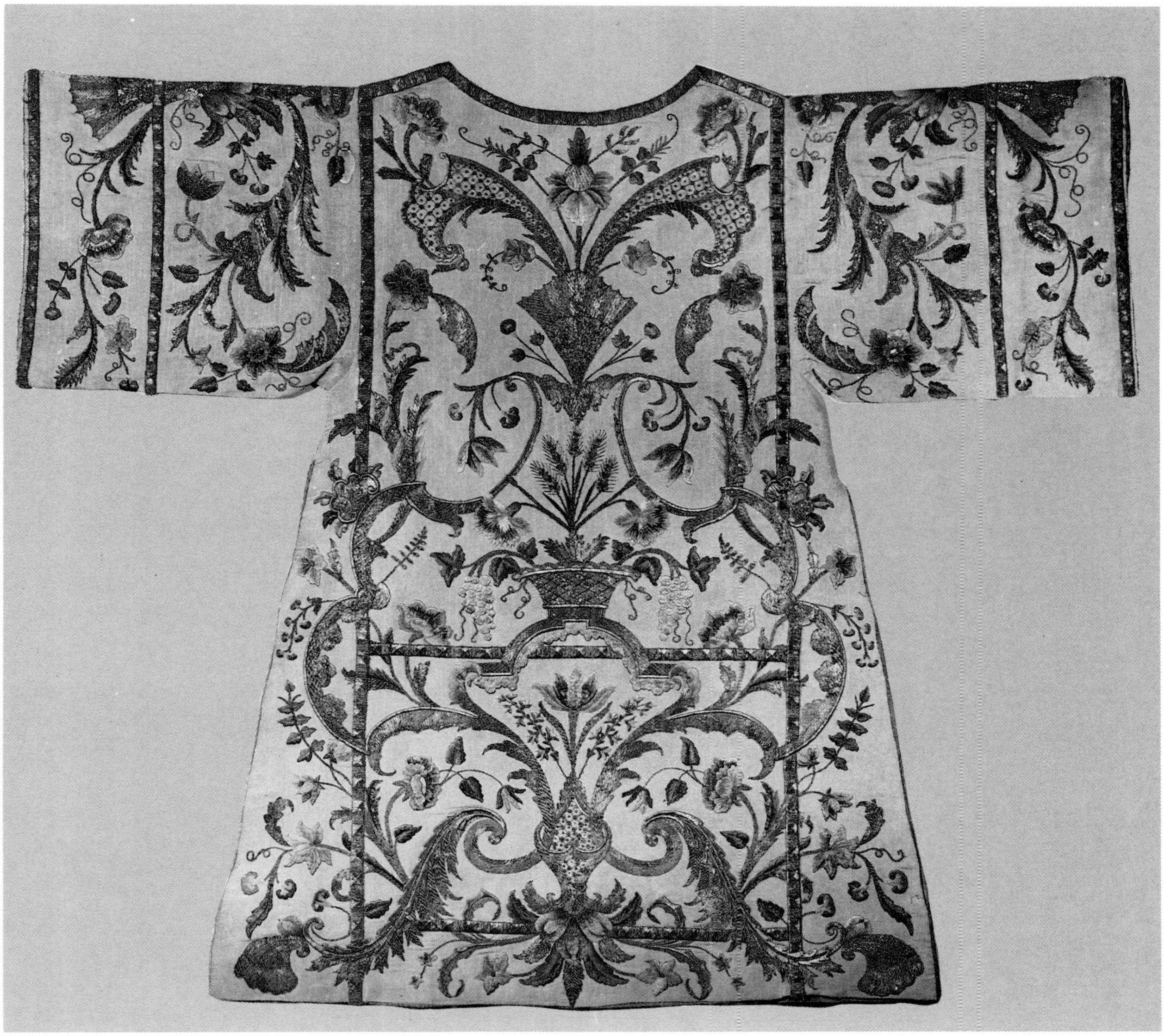

Dalmatica, Österreich, 1700–1710. Silber-, Gold- und Seidenstickerei auf Leinen

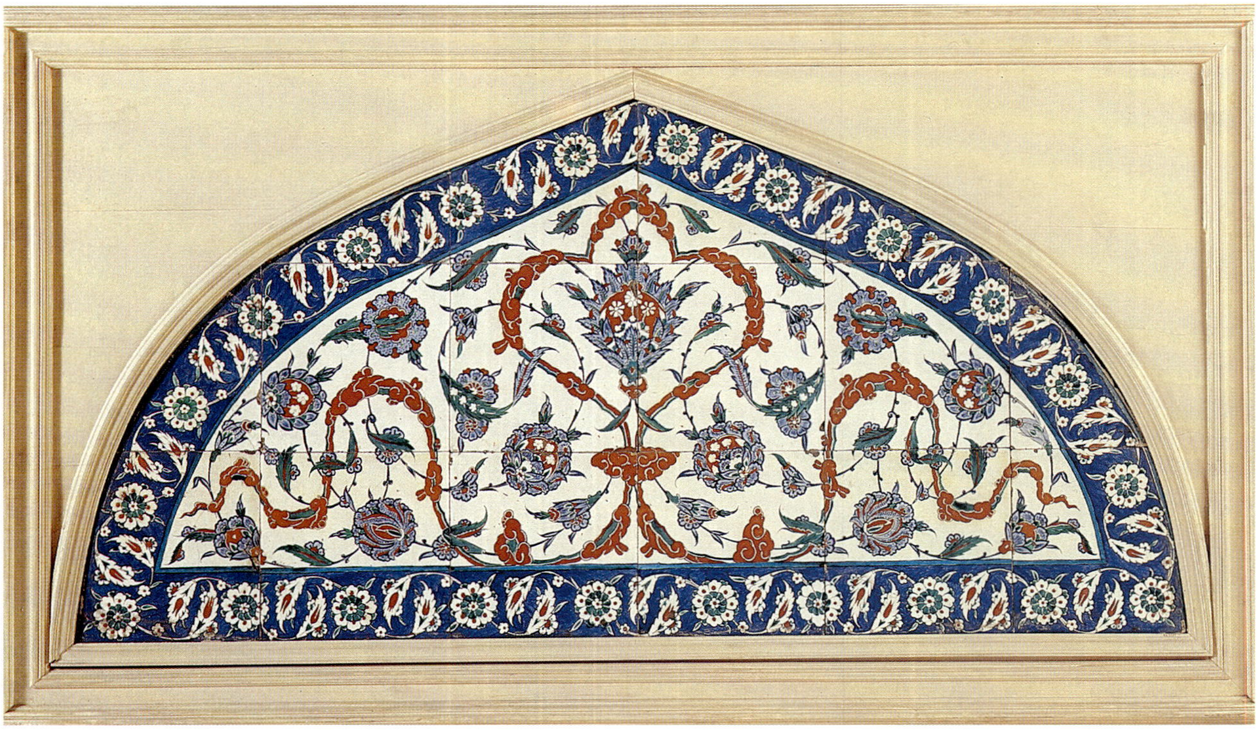

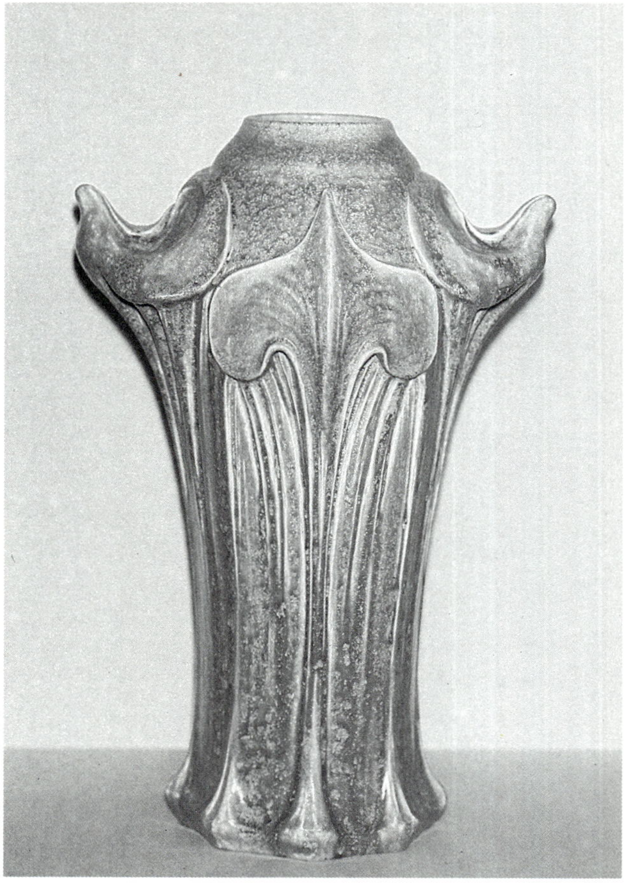

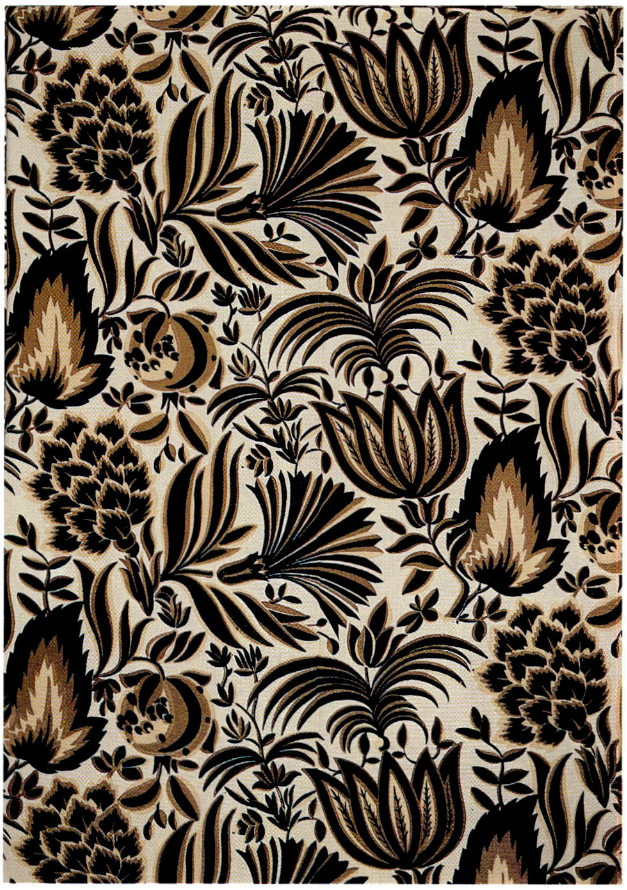

Giebelfeld aus 16 Fliesen, Türkei (Iznik), Ende 16. Jhdt.
Fachschule Teplitz, Vase, um 1900. Keramik

DAGOBERT PECHE, „Viola“, 1923.
Bedruckte Baumwolle.

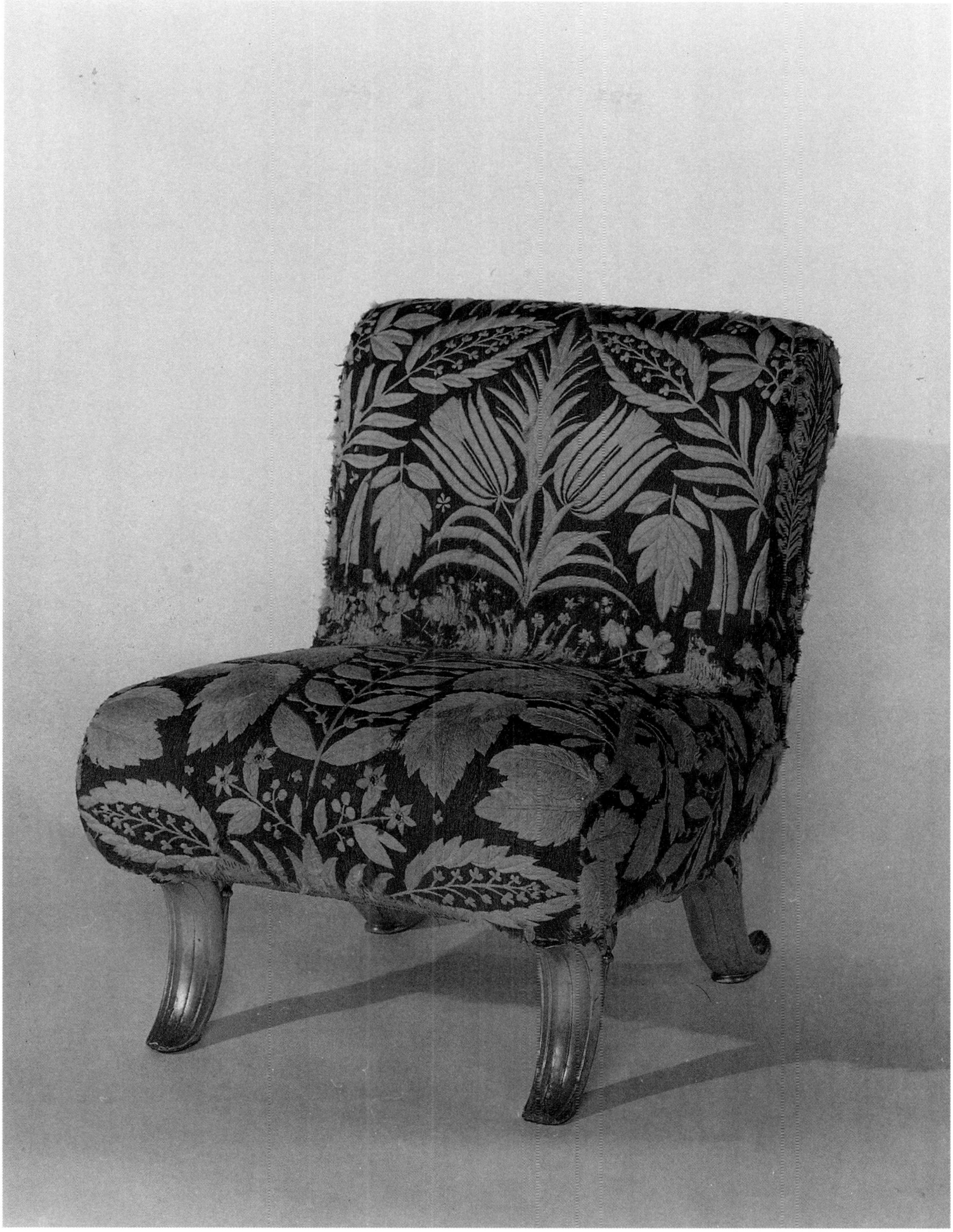

JOSEF HOFFMANN, Polsterstuhl, 1937. Lindenholz, mit Wollstickerei bezogen; Füße versilbert. Ausführung: Max Welz, Hedwig Pöchmüller

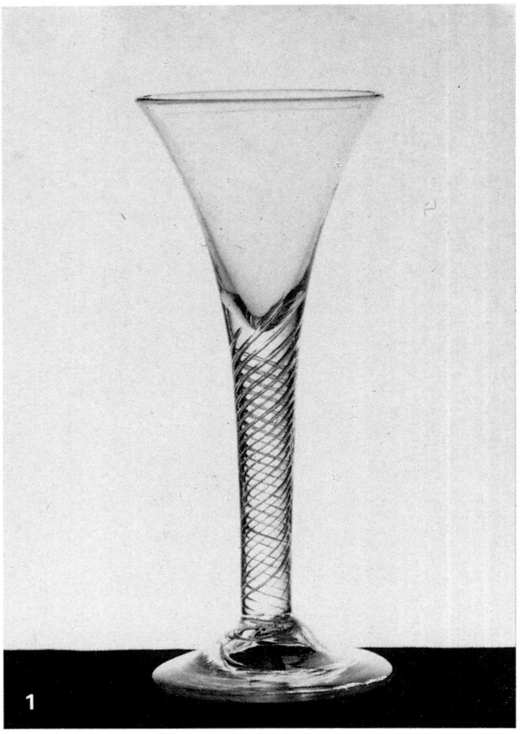


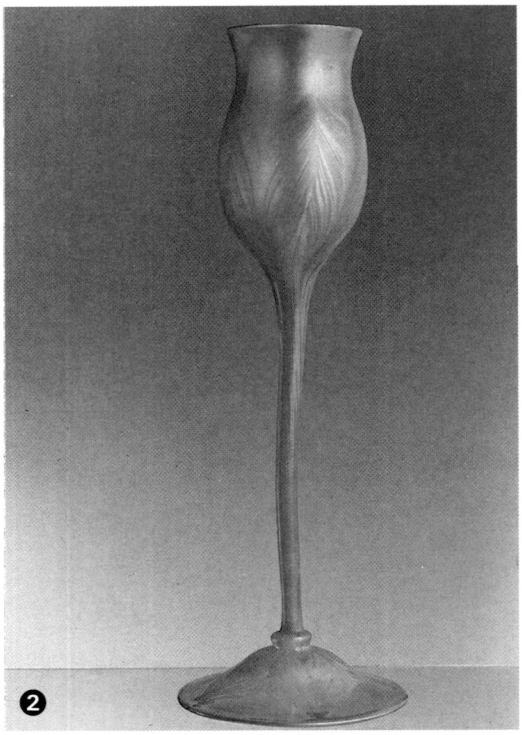


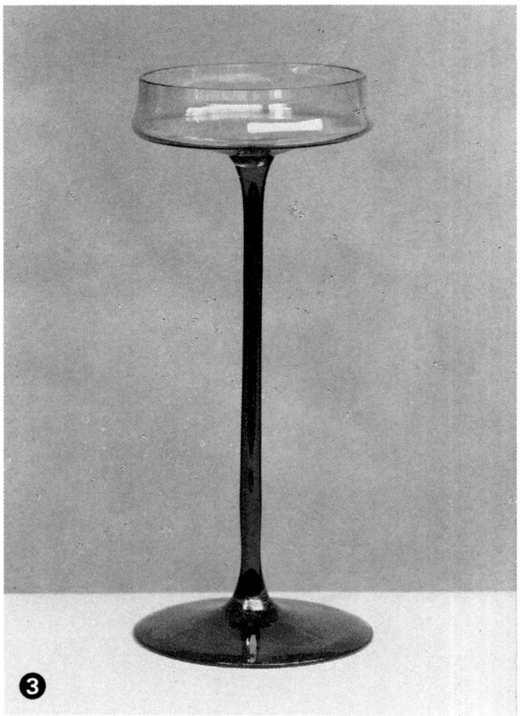


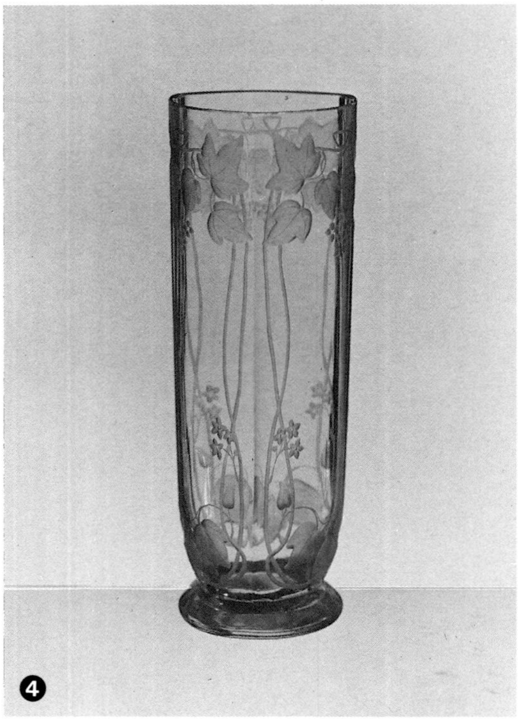


1 Weinglas, England, Mitte 18. Jahrhundert

2 Tulpenvase, Joh. Loetz Wwe., Klostermühle bei Unterreichenstein, um 1898

3 KOLO MOSER (oder Schule), Likörglas, Anfang 20. Jahrhundert

4 Fachschule Steinschönau, Glas, um 1902. Schnittdekor

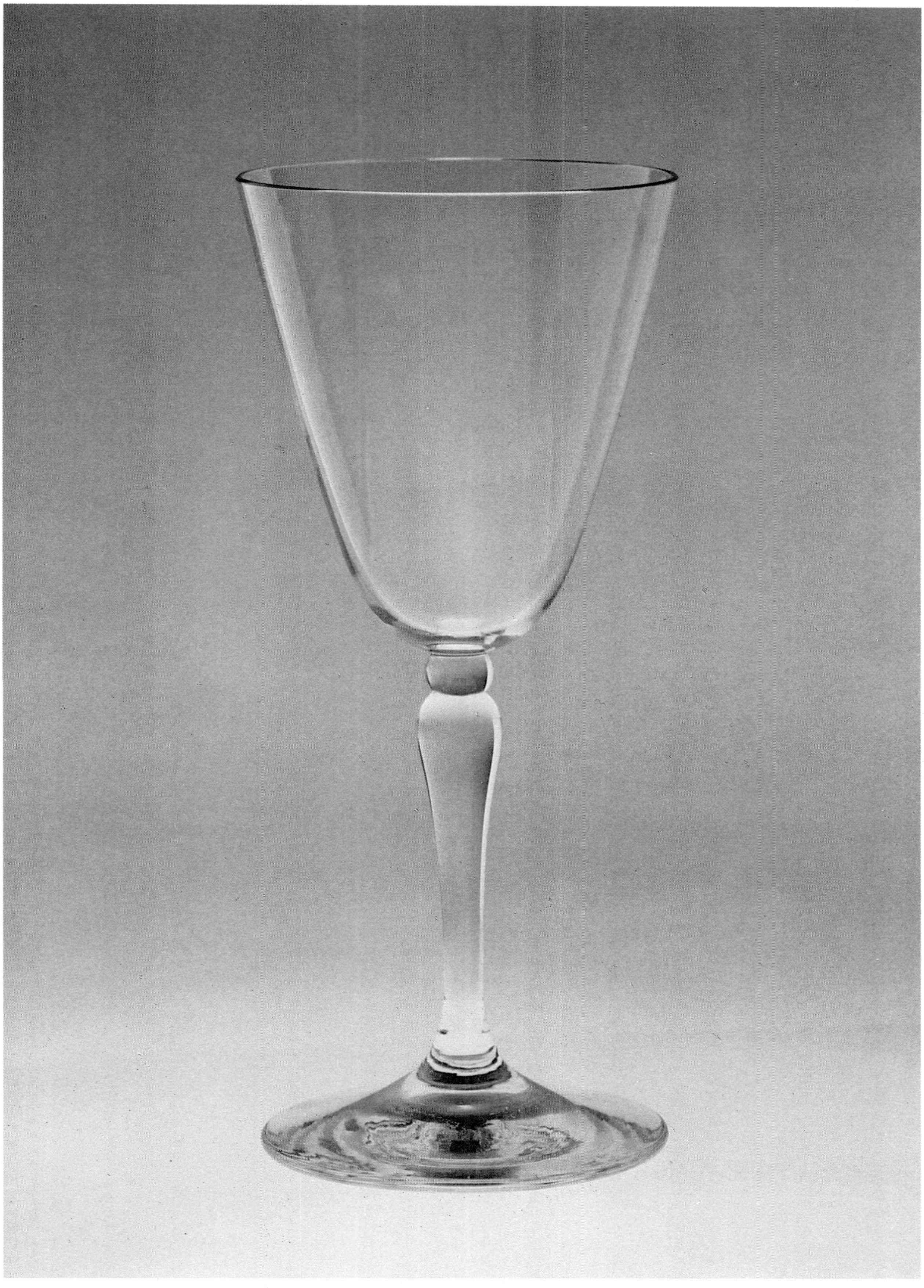

J. E. SCHMID, Weinglas, Annathal bei Schüttenhofen, um 1873

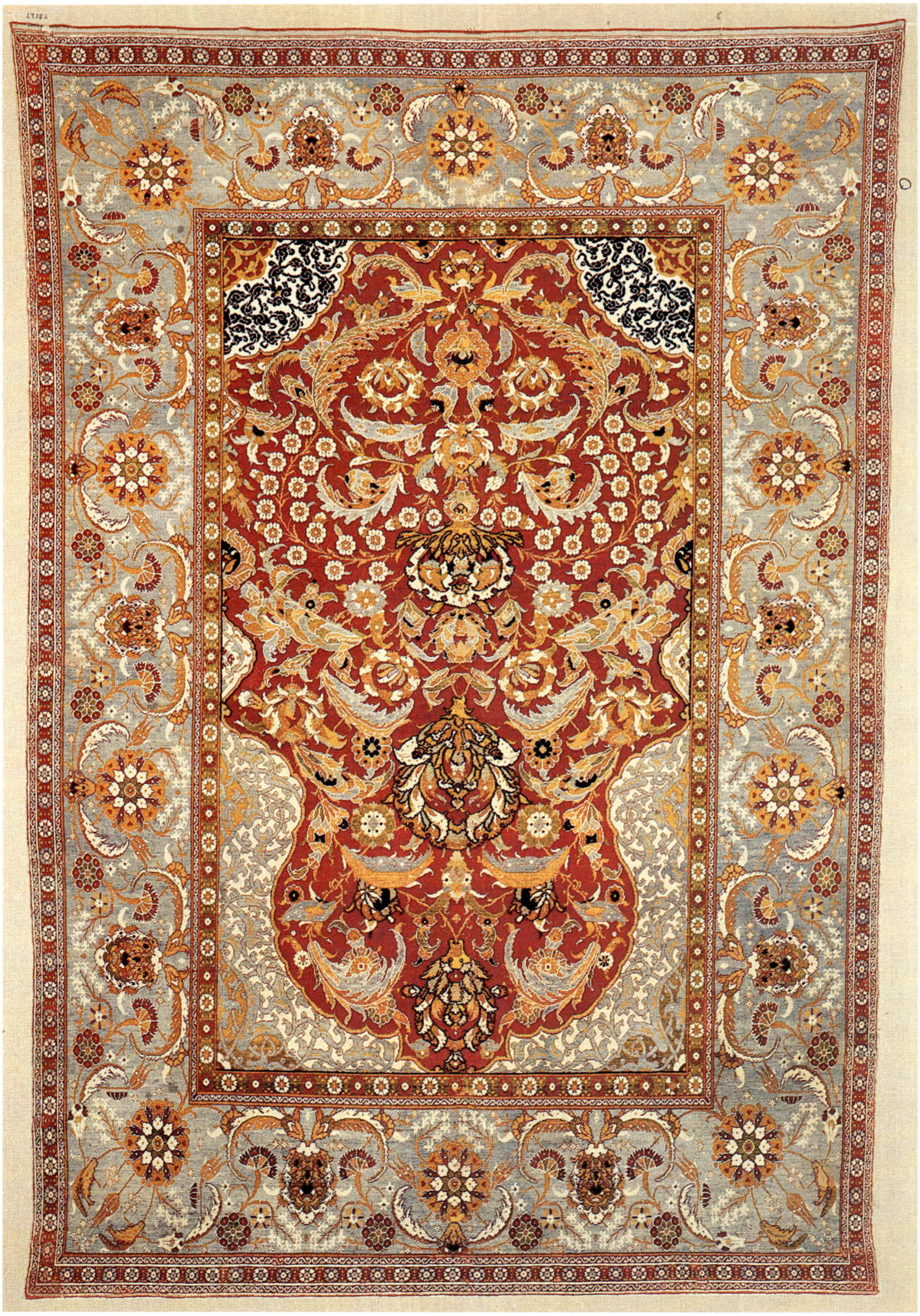

Osmanischer Gebetsteppich, Türkei, 2. Hälfte 16. Jahrhundert. Knüpfteppich, Wolle und Baumwolle auf Seide

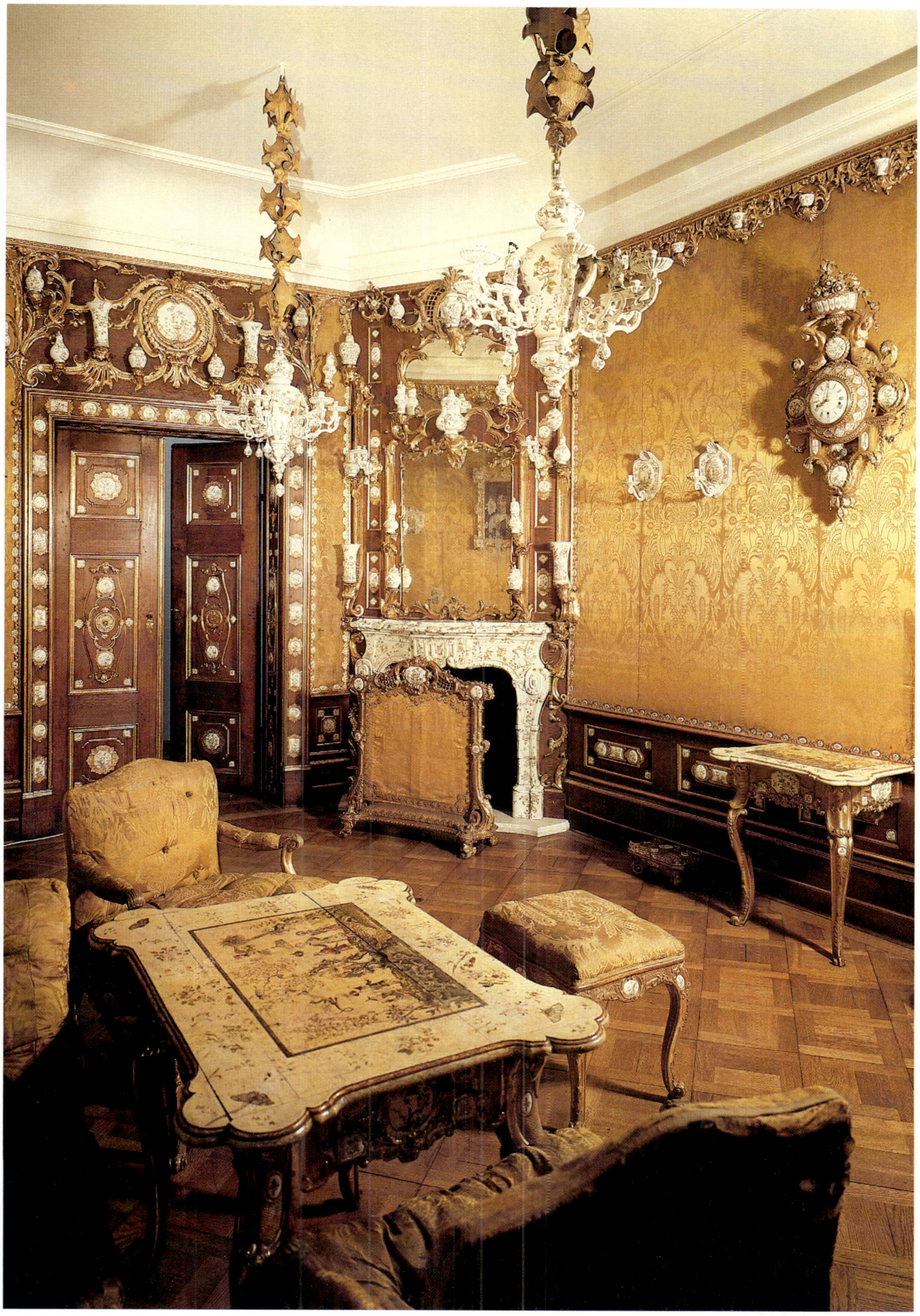

Sog. „Porzellanzimmer“ aus dem Palais Dubsky in Brünn, 1725–1730. Aufnahme „Dubsky-Zimmer“ im Museum

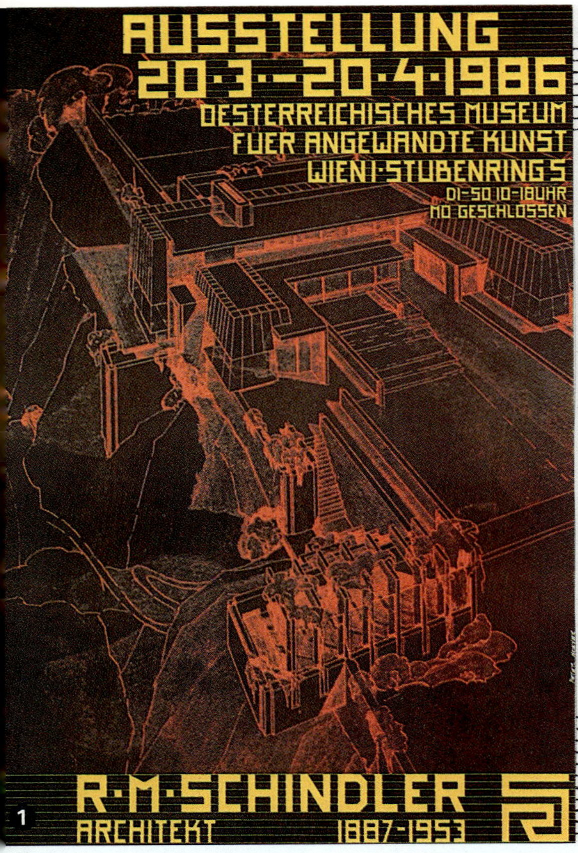


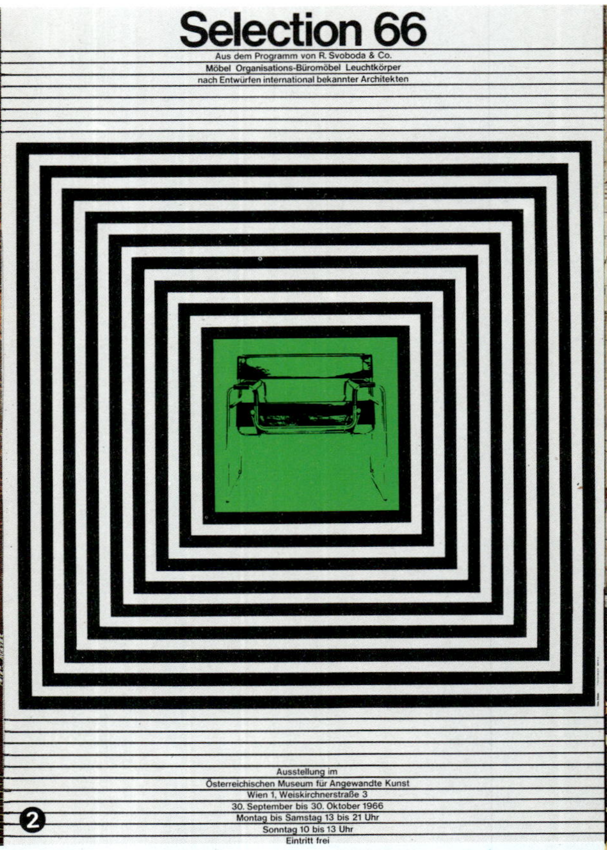


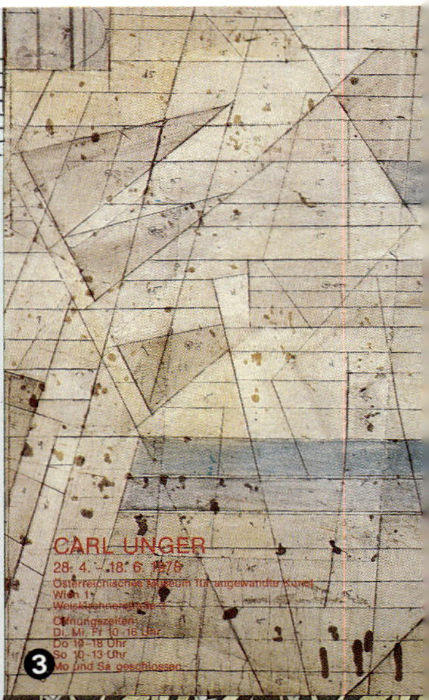


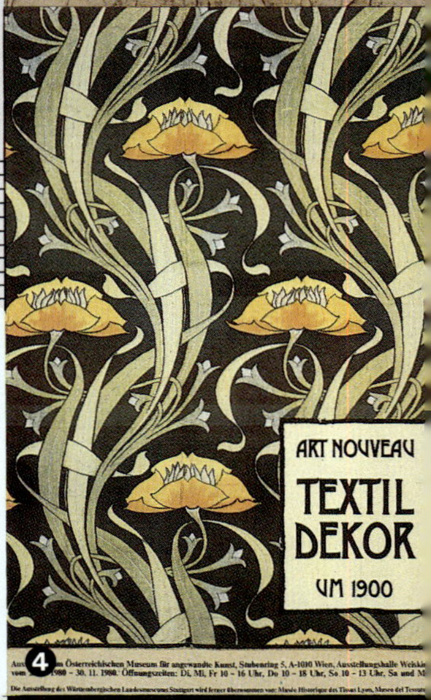


1 PETER NOEVER, 1986
2 TINO ERBEN, 1966
3 OSWALD OBERHUBER und CARL UNGER, 1978
4 Atelier GRONWALD, 1980
5 CLARA MONTI, 1986
6 LEO NETOPIL, 1978
7 GERTIE FRÖHLICH, 1986
8 LEO NETOPIL, 1975
9 LEO NETOPIL, 1981
10 PIERLUIGI CERRI, 1984
11 LEO NETOPIL, 1980
12 MATHILDE FLÖGL, 1930
13 LEO NETOPIL, 1967
14 REMIGIUS GEYLING, 1924
15 JOHANNES SPALT, 1978
16 JOHANNES SPALT, 1981

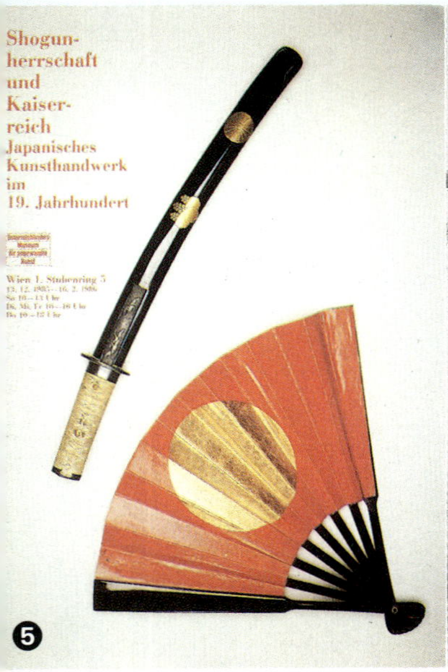


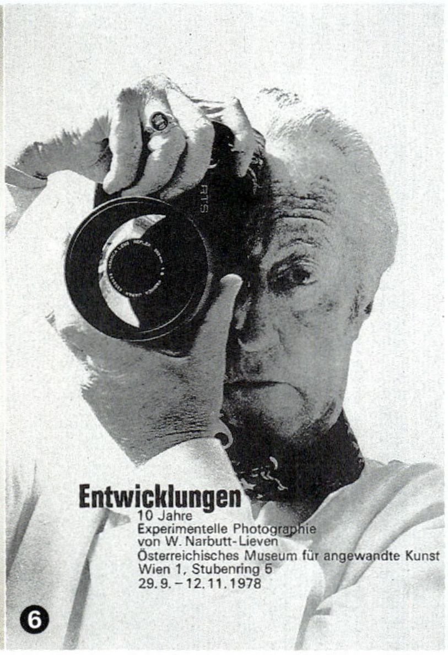


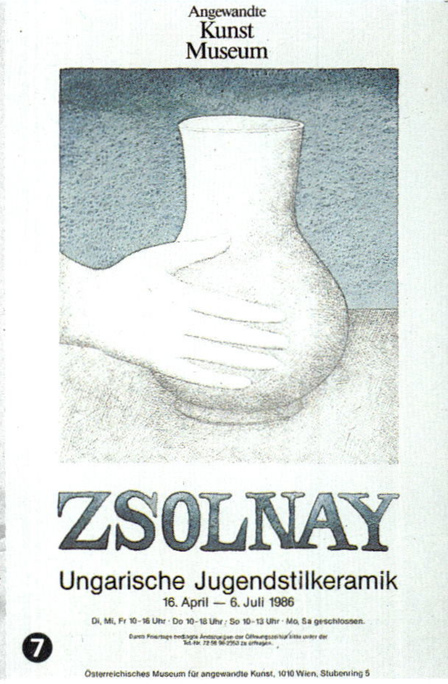


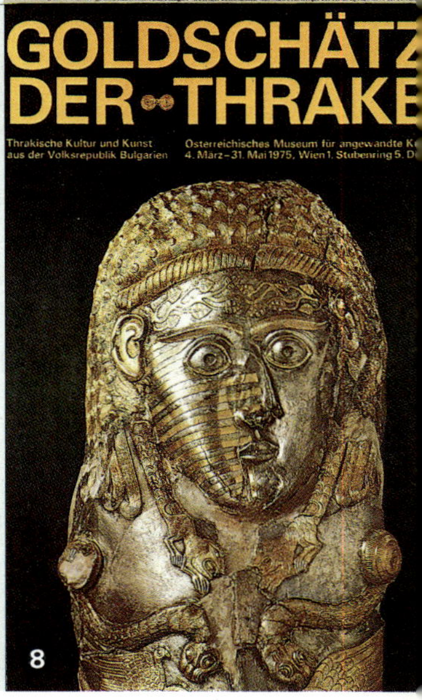

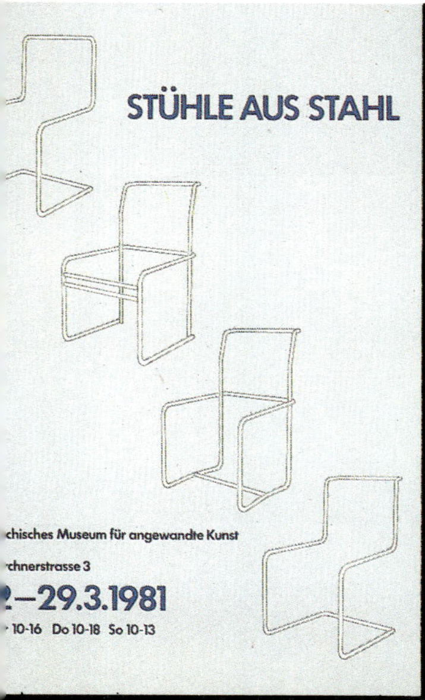
STÜHLE AUS STAHL
chisches Museum für angewandte Kunst
rchnerstrasse 3
2–29.3.1981
10-16 Do 10-18 So 10-13

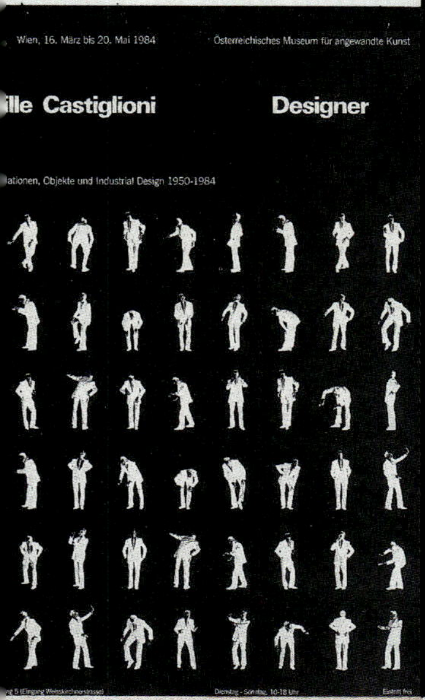
Wien, 16. März bis 20. Mai 1984
Österreichisches Museum für angewandte Kunst
ille Castiglioni
Designer
ationen, Objekte und Industrial Design 1950-1984

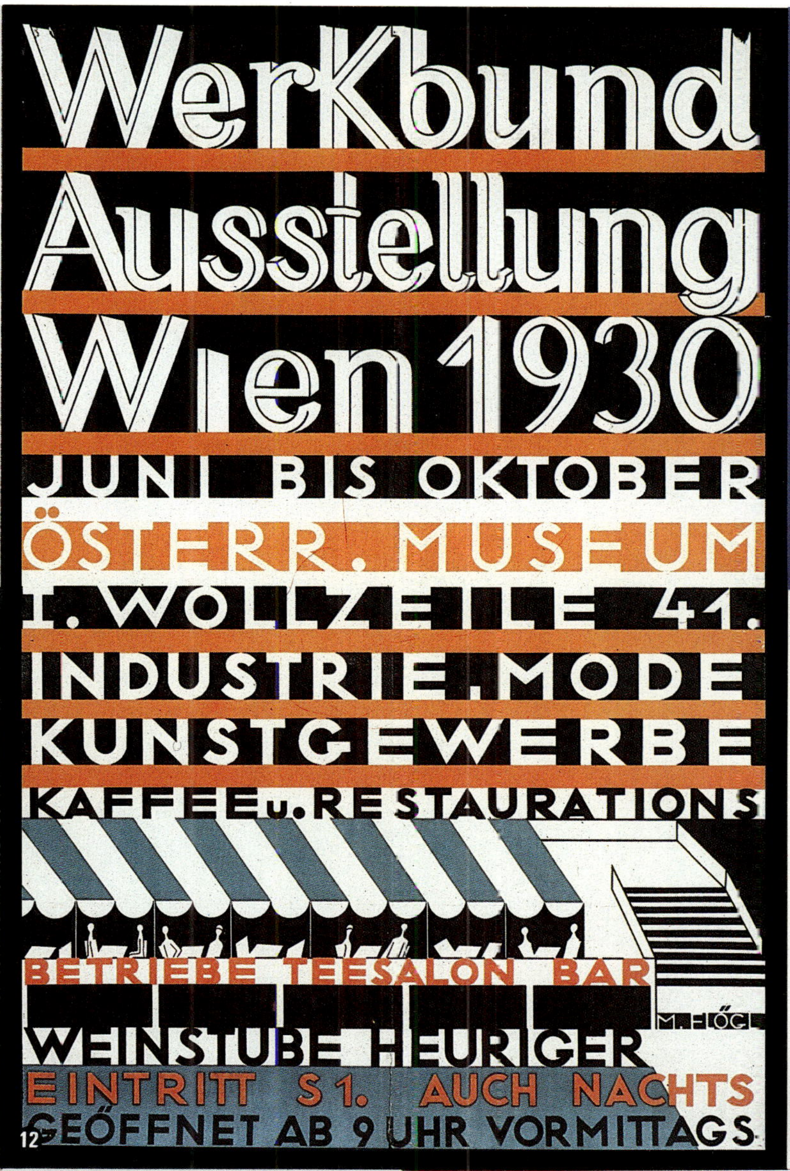
Werkbund
Ausstellung
Wien 1930
JUNI BIS OKTOBER
ÖSTERR. MUSEUM
I. WOLLZEILE 41.
INDUSTRIE. MODE
KUNSTGEWERBE
KAFFEE u. RESTAURATIONS
BETRIEBE TEESALON BAR
M. FLÖGL
WEINSTUBE HEURIGER
EINTRITT S 1. AUCH NACHTS
GEÖFFNET AB 9 UHR VORMITTAGS

12

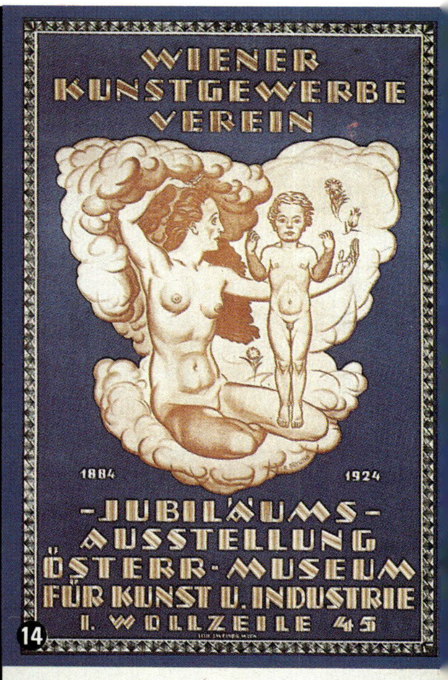
WIENER
KUNSTGEWERBE
VEREIN
1884
1924
-JUBILÄUMS-
AUSSTELLUNG
ÖSTERR-MUSEUM
FÜR KUNST U. INDUSTRIE
I. WOLLZEILE 45

14

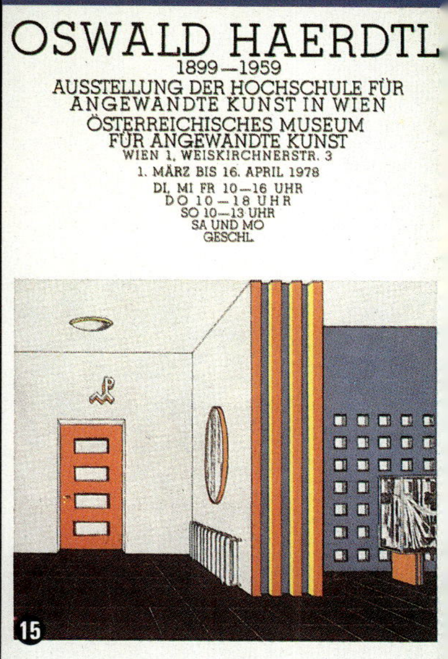
OSWALD HAERDTL
1899—1959
AUSSTELLUNG DER HOCHSCHULE FÜR
ANGEWANDTE KUNST IN WIEN
ÖSTERREICHISCHES MUSEUM
FÜR ANGEWANDTE KUNST
WIEN 1, WEISKIRCHNERSTR. 3
1. MÄRZ BIS 16. APRIL 1978
DI, MI FR 10—16 UHR
DO 10—18 UHR
SO 10—13 UHR
SA UND MO
GESCHL.

15

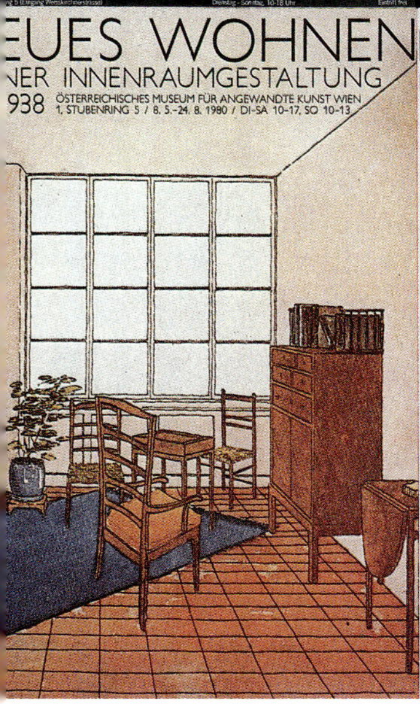
EUES WOHNEN
NER INNENRAUMGESTALTUNG
938
ÖSTERREICHISCHES MUSEUM FÜR ANGEWANDTE KUNST WIEN
1, STUBENRING 5 / 8. 5.–24. 8. 1980 / DI-SA 10-17, SO 10-13

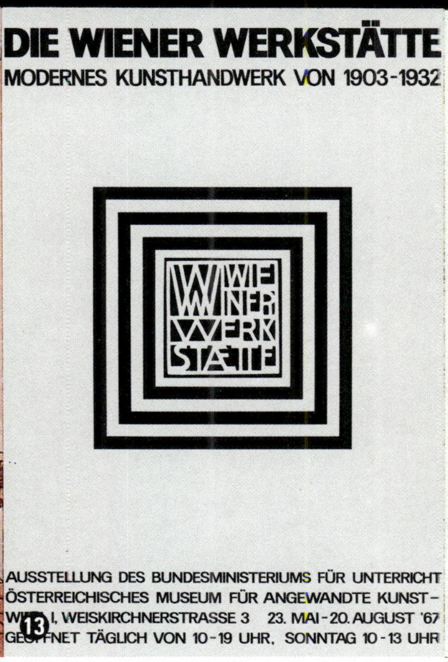
DIE WIENER WERKSTÄTTE
MODERNES KUNSTHANDWERK VON 1903-1932
WIENER WERKSTÄTTE
AUSSTELLUNG DES BUNDESMINISTERIUMS FÜR UNTERRICHT
ÖSTERREICHISCHES MUSEUM FÜR ANGEWANDTE KUNST–
WIEN I, WEISKIRCHNERSTRASSE 3 23. MAI–20. AUGUST '67
GEÖFFNET TÄGLICH VON 10-19 UHR, SONNTAG 10-13 UHR

13

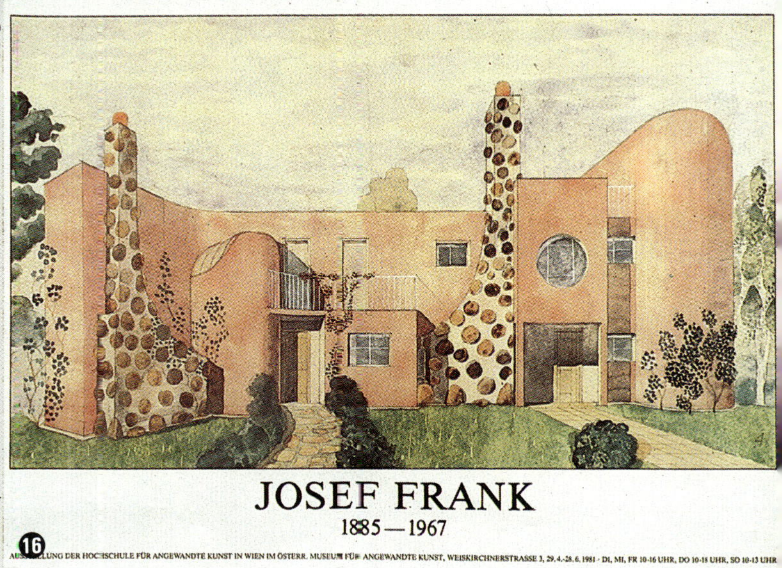
JOSEF FRANK
1885—1967
AUSSTELLUNG DER HOCHSCHULE FÜR ANGEWANDTE KUNST IN WIEN IM ÖSTERR. MUSEUM FÜR ANGEWANDTE KUNST, WEISKIRCHNERSTRASSE 3, 29.4.-28.6.1981 · DI, MI, FR 10-16 UHR, DO 10-18 UHR, SO 10-13 UHR

16

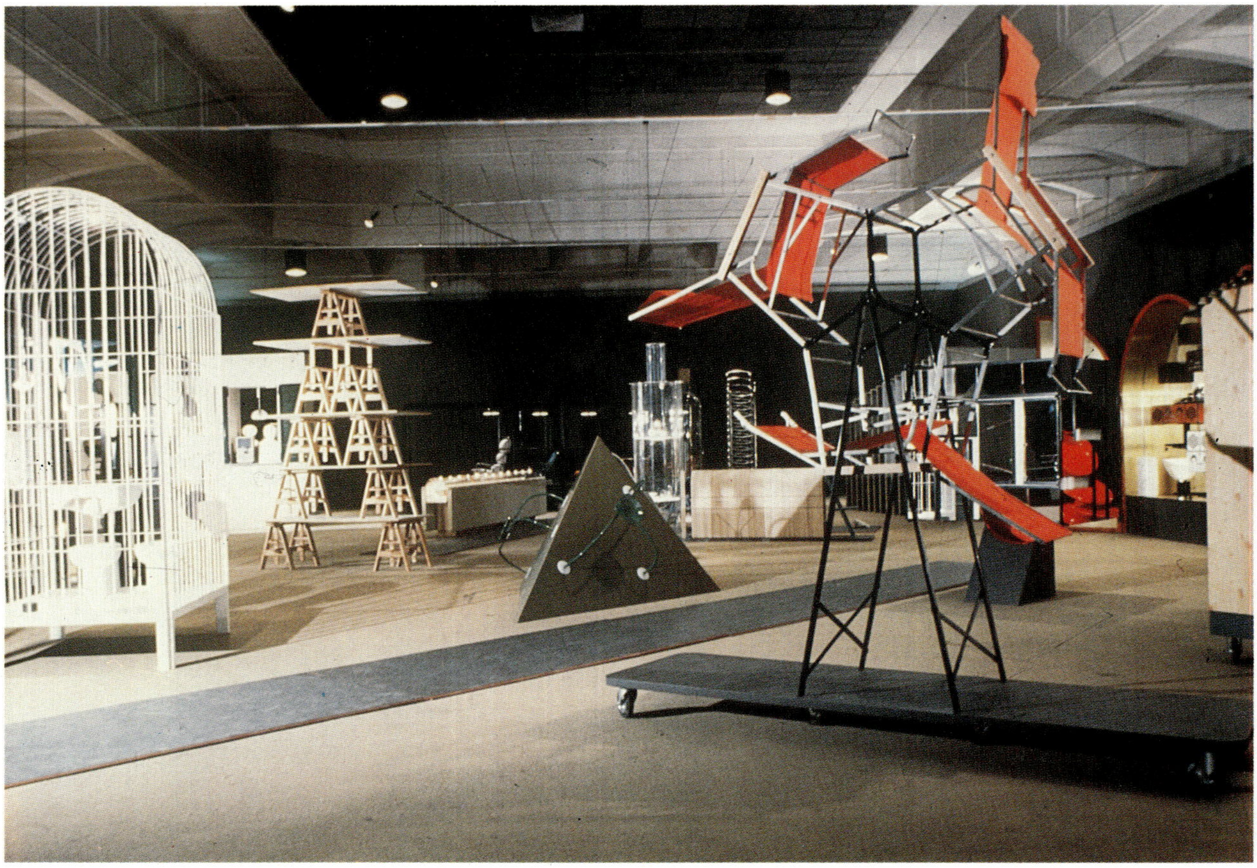

Ausstellung Achille Castiglioni, 1984. (Ausstellungskommissäre: Vittorio Gregotti, Peter Noever)

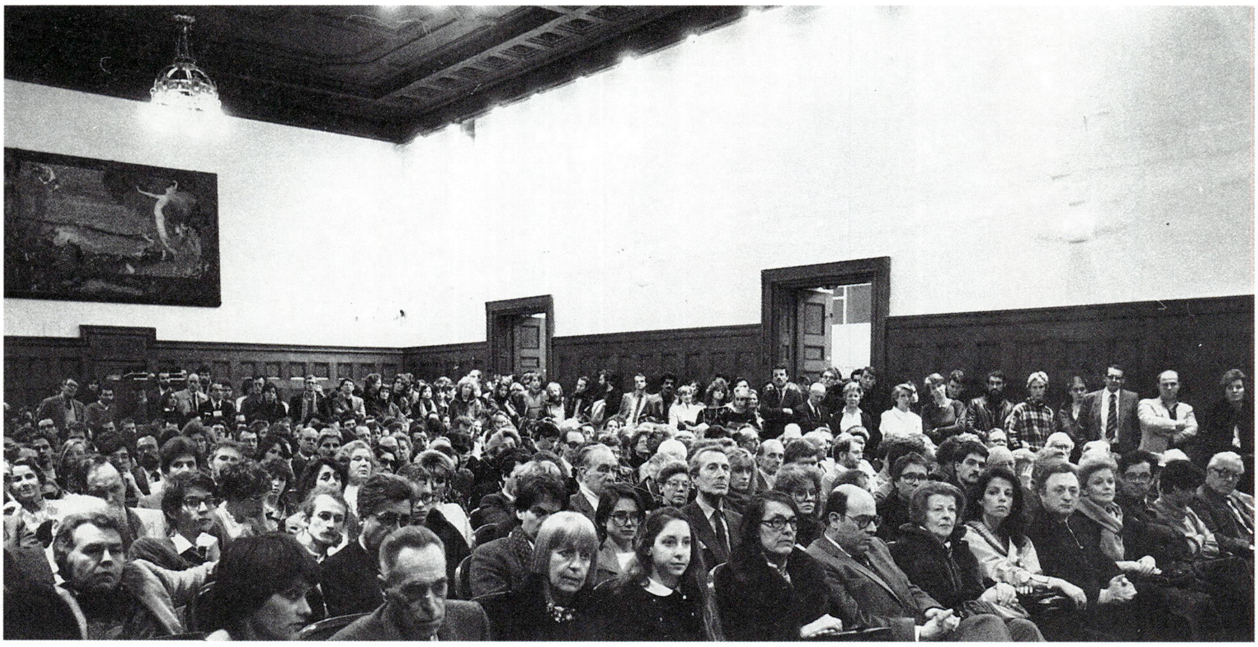

Eröffnung

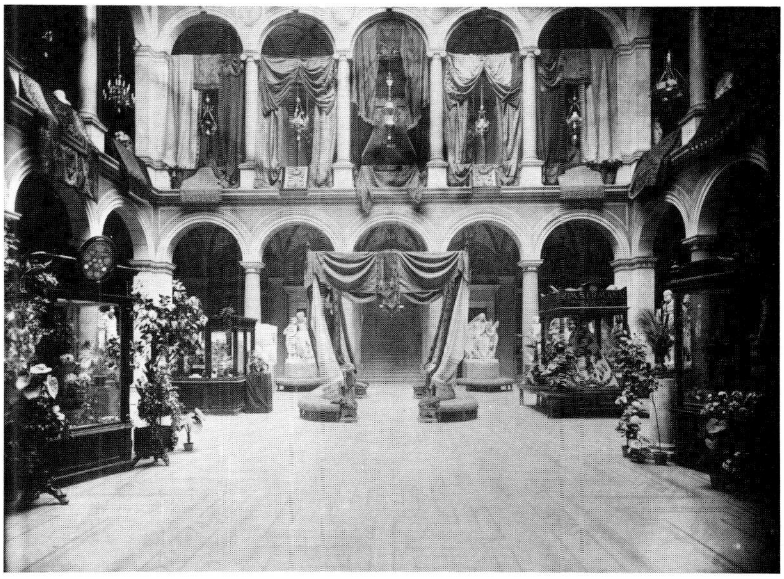

Weihnachtsausstellung 1880, Arkadenhof

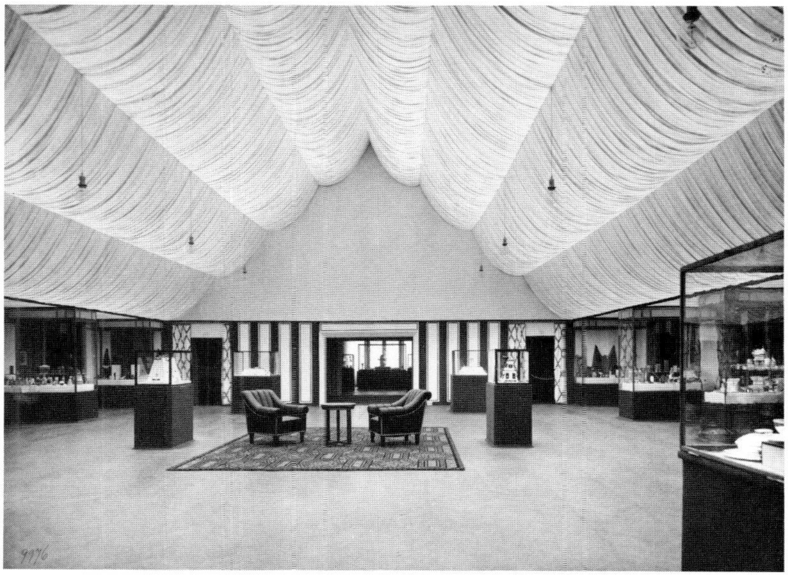

Ausstellung Österreichisches Kunstgewerbe 1911. Ausstellungsgestaltung Carl Witzmann

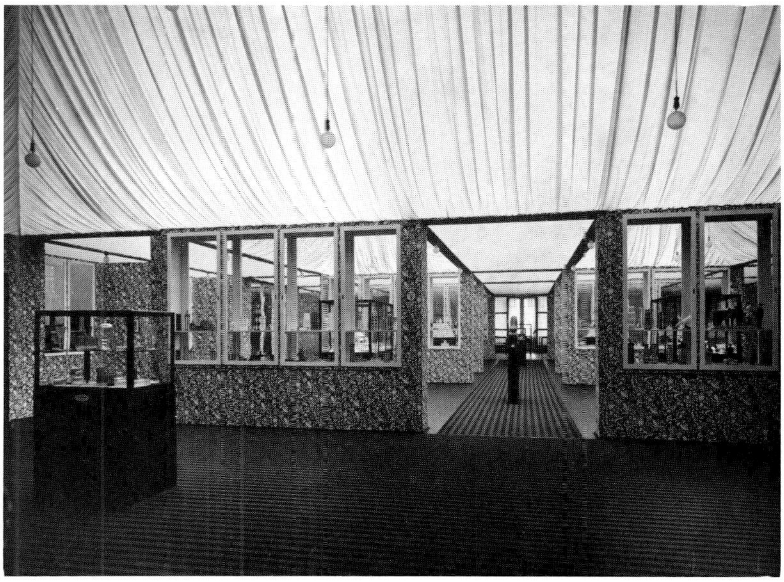

Ausstellung Österreichisches Kunstgewerbe, 1913/14. Ausstellungsgestaltung Carl Witzmann

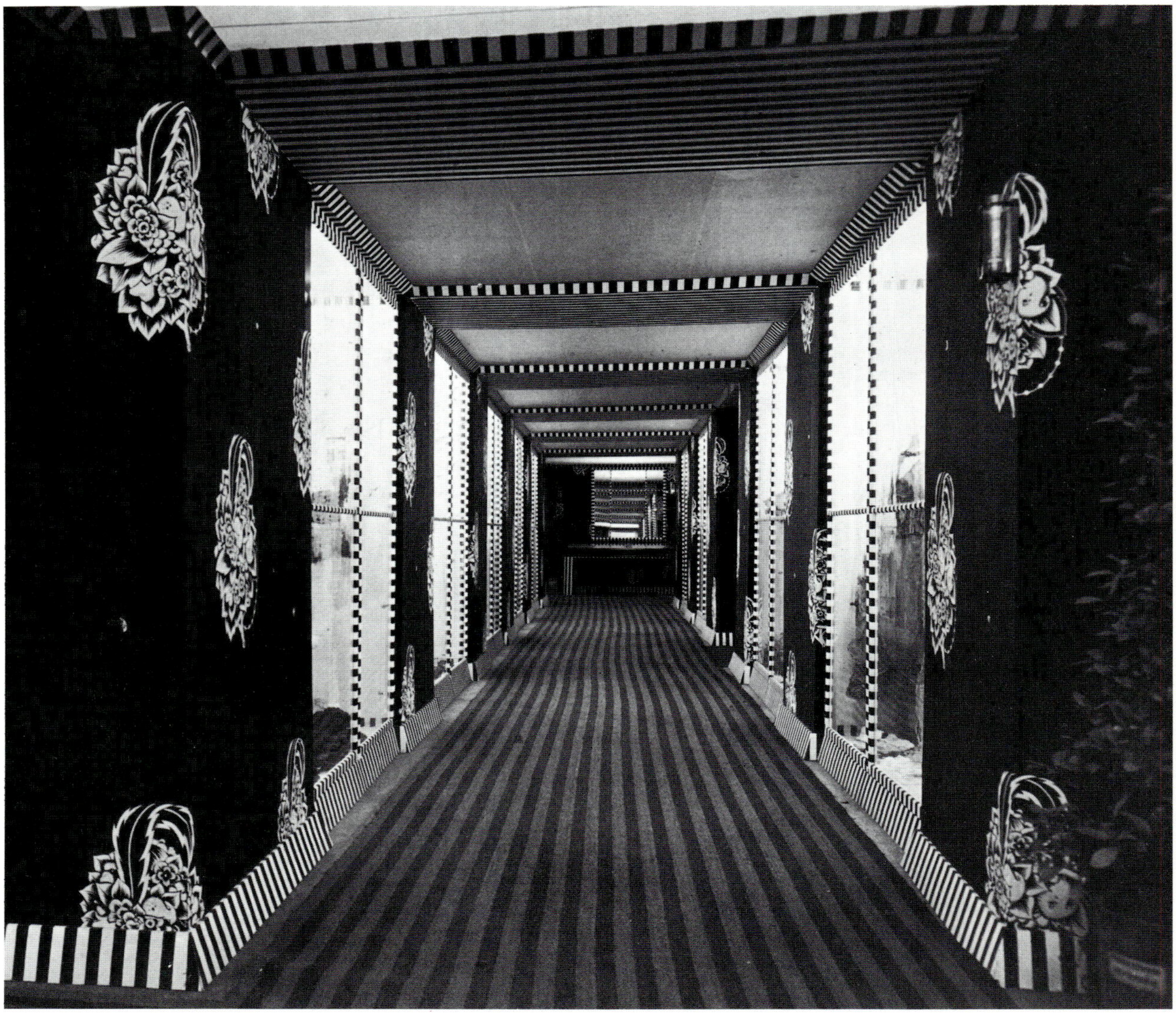

Mode-Ausstellung, 1915/16.
Vitrinengang von Dagobert Peche

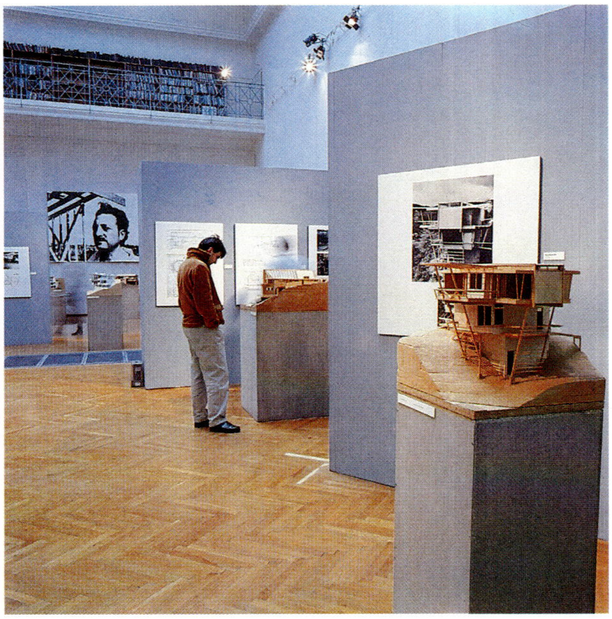

Ausstellung Rudolph M. Schindler, 1986

# Die wichtigsten Ausstellungen

Die Geschichte des Hauses beginnt mit „wechselnden Ausstellungen alter und moderner Kunst- und Industrie-Gegenstände", die präsentiert wurden, bevor man eine eigene Sammlung besaß. Erst im Laufe der Jahre kamen Objekte dazu, die die einzelnen Sammlungen selbst ankauften. Die ab 1884 regelmäßig stattfindenden *Weihnachts- oder Winterausstellungen* waren Verkaufsausstellungen zeitgenössischer Produkte und reflektierten recht unmittelbar die ursprüngliche Aufgabe der Institution. Präsentationen der Werke von Lehrern und Schülern der dem Museum angeschlossenen Kunstgewerbeschule waren eine Selbstverständlichkeit.
Schon früh aber hat man auch Themen behandelt, die nicht in so unmittelbarem Zusammenhang mit den Gründungsvorstellungen standen: Malerei, Skulptur, Architektur und Photographie, aber auch archäologische, islamische und ostasiatische Themen wurden aufgegriffen. Monografische Präsentationen einzelner Künstler fanden ebenso statt wie bestimmter Manufakturen oder von Kunsthandwerk aus fremden Ländern. Die Variationsbreite ist bis heute erstaunlich groß geblieben und hat, das sollen auch die folgenden Seiten zeigen, durchaus Tradition.
Die Auflistung kann keinen Anspruch auf inhaltliche Vollständigkeit erheben. Dennoch scheint das Charakteristische der Ausstellungsaktivitäten des Museums am Stubenring so auch darstellbar.

1871 Dürer-Jubiläum
1874 Blumenmalerei für Porzellan und Decoration
1879 Triumph- und Festzüge, Costüme
1883 Historische Bronze-Ausstellung
1884 Entwürfe und Aufnahmen Ferstels
1885 Special-Ausstellung von Schlössern und Schlüsseln
1887 Kirchliche Gegenstände vom frühen Mittelalter bis zur Gegenwart
1888 Maria Theresia
1889 Österreichisches Kunstgewerbe
Zum 25. Jahrestag der Museumsgründung
1892 Mittelalterlicher Hausrat
1893 Archäologische Ausstellung
Ausstellung der Kunstgewerbeschule (Jubiläum 25 Jahre)
1894 Papyrussammlung Erzherzog Rainers
Ägyptische Altertümer der Slg. Graf
1896 Wiener Kongress-Ausstellung
1901 Werke Hokusais
1903 Bucheinbände und Vorsatzpapiere
1904 Alt-Wiener Porzellan
1905 Ältere japanische Kunstwerke
Ausstellung österreichischer Hausindustrie und Volkskunst
1906 Spitzen- und Porträtausstellung
Ausstellung von Schülerarbeiten der Kunstgewerbeschule des Österr. Museums für Kunst und Industrie
1907 Alte Gold- und Silberschmiedearbeiten
1909 Erzherzog-Carl-Ausstellung
1911 Keramikklasse Michael Powolny
1916 Mode-Ausstellung
1920 Ausstellung orientalischer Teppiche aus kaiserlichem Besitz
Kunstschau
Einfacher Hausrat
1922 Ausstellung ostasiatischer Kunst
1923 Dagobert-Peche-Gedächtnis-Ausstellung
1924 Jubiläumsausstellung 1884–1924, Wiener Kunstgewerbeverein
1926 Ausstellung neuer amerikanischer Baukunst
Gotik in Österreich
1927 Kunstschau Wien
1929 Das Bild im Raum
Das österreichische Plakat
Wiener Raumkünstler
1930 Werkbundausstellung
1931 Die neuzeitliche Wohnung
Der österreichische Werkbund
1934 50 Jahre Wiener Kunstgewerbeverein
1935 Ausstellung islamischer Miniaturen, Textilien und Kleinkunst
1938 Deutsche Kunst im Donauraum
1941 Michael Powolny
1943 Deutsche Werkkunst
1946 Paris à Vienne
Österreichische Kunst vom Mittelalter bis zur Gegenwart
1947 Meister der modernen französischen Malerei
1948 400 Jahre Wiener Buchbinderinnung
Der Stephansdom
1949 Französische Wandteppiche von heute
1950 Große Kunst aus österreichischen Klöstern
1952 Möbel des Klassizismus
Prunkgeräte der kaiserlichen Hoftafel
1953 Theatrum orbis terrarum (Alte Karten, Veduten, Meßgeräte)
Moderne Plakatkunst
1955 Giacomo Manzú
Japanische Holzschnitte und japanisches Gerät
Modernes Kunstgewerbe aus Österreich
1956 Neue Form aus Dänemark
Wie wohnt die Welt?
1957 Gemälde, Zeichnungen, Kostüm- und Bühnenentwürfe von Reny Lohner
Gläser von Venini, modernes venezianisches Glas
1958 Altorientalische Teppiche
Neuerwerbungen des Museums 1951 bis 1958
Hiroshige, zum 100. Todestag des Künstlers (Ando Hiroshige 1797–1858)
Finnische Architektur

1959 Zenga Tuschmalerei aus Japan
Tuschmalerei des Zen-Buddhismus in Japan
Wiener Keramik von Kurt Ohnsorg und Alfred Seidl
Ausstellung der Meisterklasse für industrielle Formgebung o. Prof. Arch. Oswald Haerdtl, Hochschule für angewandte Kunst
Kunstgewerbe des 20. Jahrhunderts im Österreichischen Museum für angewandte Kunst
1960 Gedächtnisausstellung Hermann Freudlsperger (japan. Kunst)
Gustavsberg (Schweden) – Steinzeug, Porzellan, Email, Kunststoffe. Künstlerisches Schaffen und Serienproduktion
Linzer Teppiche der Biedermeierzeit
1962 Neue Wohnkultur aus Dänemark
E. J. Wimmer-Wisgrill und die Wiener Werkstätte
1963 Kunstschätze aus Iran
1964 100 Jahre Österr. Museum für angewandte Kunst
1966 „Selection 66" Environment-Ausstellung aus dem Programm von R. Svoboda & Co., Wien.
1967 Die Wiener Werkstätte. Modernes Kunsthandwerk von 1903 bis 1932
1968 Pablo Picasso
Angelika Kauffmann und ihre Zeitgenossen
1969 Sitzen '69 – Moderne Tischlersessel und ihre Werkzeichnungen
André Lurcat, das Lebenswerk des bedeutenden französischen Architekten
Angewandte Kunst und Industrial Design in der CSSR von 1918 bis 1969
1970 25 x Österreich. Kulturelle Akzente 1945–1970
Nubische Kunst aus Faras
1970 Wiener Porzellan 1718–1864
1971 Riedel-Glas aus Tirol
Die Werkstätten Hagenauer 1898–1971
Albrecht Dürer und die Druckgraphik um Kaiser Maximilian I.
Mobilia phantastica
1972 Wiener Werkstätte – Art Nouveau/Art Deco 1903–1932
Joseph Binder, New York (Nonobjective Art)
Gold- und Silberschätze in Kopien des Historismus (Schloß Grafenegg)
1973 Welt der Wikinger
Finnland 1900 – Finnischer Jugendstil
Japan auf der Wiener Weltausstellung 1873
Japanische Farbholzschnitte und Wiener Secession
Das Glas des Jugendstils
1974 Archäologische Funde der Volksrepublik China
Spielkarten und Kartenspiele
Traditionelles Kunsthandwerk der Gegenwart aus Japan
Indopersische Miniaturen des Hamza-Romans
Österreichische Keramik des Jugendstils
1975 Riedel-Glas. Ein Glasmacher der Gegenwart
Goldschätze der Thraker
1976 Das Bild der Antike in Renaissance und Barock
Wiener Porzellan – echt oder gefälscht?
symon + symon. Schmuck und Objekte.
1977 Far West – Indianer und Siedler im amerikanischen Westen
Ikonen aus Bulgarien
Der König und sein Spiel, Metallplastiken von Gerhardt Moswitzer
1978 Der Architekt Oswald Haerdtl (Hochschule)
Gobelins von Fritz Riedl
Chinesische Kunst – Die Sammlung König Gustavs VI. von Schweden
Design aus Schweden
Hundertwasser, Tapisserien
Japanische Farbholzschnitte aus der Kunstblättersammlung des Museums in Japanischen Museen (9 Städte) Wanderausstellung
1979 Koloman Moser
Die unbekannte Sammlung. Der Staat als Kunstkäufer
Organische Bauformen. Baumimpulse Rudolf Steiners
1980 Neues Wohnen. Wiener Innenraumgestaltung 1918–1938
Das Handwerk des Buchbindens in Vergangenheit und Gegenwart
Art Nouveau. Textildekor um 1900
1981 Orientalisierendes Glas von J. & L. Lobmeyr
Kleider machen Leute (Kinderausstellung)
Stühle aus Stahl
Der Architekt Josef Frank (1886–1967)
WMF – Glas, Keramik, Metall, 1925–1950
1982 Künstlerpostkarten der Wiener Werkstätte
Bestecke des Jugendstils (Slg. Giorgio Silzer)
Meißner Porzellan von 1710 bis zur Gegenwart
1983 Wiener Porzellan 1718–1864
Bruno Paul 1874–1968
1984 Essen und Trinken (Kinderausstellung)
Wiener Werkstätte: Die Mode
Achille Castiglioni – Ausdrucksformen/Design
Zinn des Barock (Riegersburg)
Europäische Buntpapiere
1985 Sepp Schmölzer, Metallobjekte und Farbfotos
Netsuke und Sagemono
Edmund Moiret: Eigene Möbel und frühe Plastiken
Glas 1905–1925, vom Jugendstil zum Art Déco
Japanisches Kunsthandwerk im 19. Jahrhundert
Mariano Fortuny – Magier des textilen Design
Timo Sarpaneva – Glas Zeit
Spitzen des Barock (Riegersburg)
1986 Schmuck 1900–1925
Rudolph M. Schindler
Zsolnay – Ungarische Jugendstilkeramik
Chinesische und ostturkestanische Teppiche
Wiener Bauplätze
Matteo Thun, Skin Operation
Adolf Loos
1987 u. a. geplant: Bernard Rudofsky
1988 u. a. geplant: Walter Pichler

MIRYAM CHARIM

# Die Gesellschaft für Österreichische Kunst/ Austrian Art Society

Die Arbeit eines Museums hat neben der künstlerischen auch gesellschaftliche, kulturpolitische und wirtschaftliche Dimensionen, die einander oft überschneiden und die Lösung partieller Gesichtspunkte erschweren. Die institutionellen Bedingungen und die Abhängigkeit von einem beschränkten Budget schließen meist ein Hinausgehen über die traditionellen Museumsaufgaben aus.

Die Auseinandersetzung mit der Kunst, neben den traditionellen Aufgaben eines Museums, Kunstwerke zu bewahren, auszustellen und zu konservieren, sowie das Aufzeigen von Zusammenhängen ist ein über historische und ästhetische Überlegungen hinausgehendes gesamtgesellschaftliches Anliegen, das die Schaffung neuer Werte, die Wiederentdeckung und Bewahrung alter einschließt. Diese Überlegungen lassen es notwendig erscheinen, mit der *Gesellschaft für Österreichische Kunst* eine Kraft zu etablieren, die eine finanzielle Basis für alle Aktivitäten schafft und es dem Museum so ermöglicht, eine aktivere und allgemein beachtete Rolle zu spielen. Zu den Aufgaben dieses gemeinnützigen, nicht gewinnorientierten Vereins gehört es, die neuen Aktivitäten des Museums unbürokratisch und nachdrücklich zu unterstützen, um ein der Aktualität angepaßtes, rasches Reagieren möglich zu machen, so daß eine dynamische und international erfolgreiche Museumstätigkeit gewährleistet ist.

Vielleicht die wichtigste Zielsetzung der Gesellschaft ist die Aufarbeitung spezifisch österreichischer kultureller Phänomene – was historisch bedeutsam ist – als auch die Formulierung neuer Entwicklungen und die Auseinandersetzung mit der täglichen Umwelt. Dies entspricht der Tradition des ehemaligen *Museums für Kunst und Industrie* und soll die Achse *Kunst* und *Wirtschaft* neu betonen.

Die Gesellschaft hat also Mittlerfunktion zwischen Museum und Wirtschaft ohne direkte Abhängigkeit.

Die *Gesellschaft für Österreichische Kunst* wurde bereits konstituiert und setzt sich aus dem Vorstand, einem Generalsekretariat und dem Präsidium zusammen, dem Persönlichkeiten aus Kunst, Wissenschaft, Wirtschaft und Politik angehören. Die Mitglieder sollen sich aus engagierten und kunstinteressierten Menschen finden. Privatpersonen und Firmen sollen gewonnen werden, eine Sponsorschaft für das Museum zu übernehmen. Steuerliche Abschreibungen und Repräsentationsmöglichkeiten der Firmen werden ein Anreiz für die Mitgliedschaft sein. Die erforderlichen finanziellen Mittel werden durch die Mitgliedsgebühren der ordentlichen und der fördernden Mitglieder, die finanziellen Unterstützungen der Sponsoren und die Erträge aus Veranstaltungen und dem Betrieb der neu zu gestaltenden Buch- und Kunsthandlung aufgebracht. Ein beeideter Wirtschaftsprüfer wird die finanzielle Gebarung der Gesellschaft jährlich überprüfen.

Wesentlich erscheint es auch, durch die Mitglieder der *Gesellschaft für Österreichische Kunst* präzisere Informationen über die Erwartungen der Besucher zu erhalten, um dadurch die momentane Isolation des Museums zu beenden. Die Einbeziehung der Mitglieder in das Museumsgeschehen sollte Befruchtung und Anregung, Austausch und Verbreitung der Ideen zwischen Publikum und Museum bewirken.

Konkret haben wir vor, Ausstellungen zu finanzieren, Kunstwerke anzukaufen und Kunstgespräche, Vorträge und Seminare abzuhalten. Film- und Videovorführungen, Kunstfeste sowie Reisen zu internationalen Kunstereignissen sollen veranstaltet werden. Wir planen die Herausgabe von Publikationen und Drucksorten wie: Kataloge, Bildbände, Plakate, Postkarten usw., die wir in der neuen Buchhandlung des Museums vertreiben wollen. Vorgesehen sind auch eine Cafeteria und die Öffnung des Gartens für die Museumsbesucher.

Unterstützende Mitglieder der *Gesellschaft für Österreichische Kunst* haben freien Eintritt zu allen Veranstaltungen, die im Museum stattfinden, außerdem 20% Ermäßigung auf alle Artikel der Buch- und Kunsthandlung. Eine regelmäßig erscheinende Publikation wird die Mitglieder über stattfindende und geplante Aktivitäten informieren. Fördernden Mitgliedern wird durch spezielle Veranstaltungen Einblick in die Museumstätigkeit geboten, Einladungen sollen Gelegenheit zu Treffen mit Künstlern und Sammlungsleitern geben.

Die *Gesellschaft für Österreichische Kunst* soll als Herausforderung verstanden werden, sich mit dem Abenteuer Kunst auseinanderzusetzen. Hier soll versucht werden, durch Ausstellungen, Veranstaltungen und Kontakte eine Dynamik zu bewirken, wobei die Arbeit der Gesellschaft als eine Parallelaktion zu einer die Ziele verwirklichenden Museumsarbeit gedacht ist.

OSWALD OBERHUBER

# Berührungspunkte

Die ersten Berührungen gingen vom Museum aus, das neben seiner Sammlungs- und Schautätigkeit sowie den wissenschaftlichen Erarbeitungen auch eine Institution wollte und somit errichtete, die in praktischer und künstlerischer Weise jene Gegenstände mitentwickelte, die entsprechend der Aufgabe des *Museums für angewandte Kunst* dem Handel und Gewerbe Hilfestellung bieten sollten. Aus dieser damals noch kleinen Institution *Kunstgewerbeschule* ging jene beispielhafte schulisch wegbereitende Einrichtung hervor, die für ein weltweites Konzept und eine neue Form der künstlerischen Lehrtätigkeit sorgte und die Möglichkeiten zum Aufbruch der großen Leistungen um die Jahrhundertwende eröffnete.

Diese zunächst „zusammengelegte" Verbundenheit wurde durch die Erweiterung der Aufgabenbereiche gelockert und in einer Art freizügiger Zusammengehörigkeit fortgesetzt. Jene Zusammenarbeit war jeweils abhängig von der Bereitschaft der jeweiligen Direktoren, aktive Vereinbarungen zur Durchführung zu bringen. Für den Sammlungsbereich des Museums hatte diese Beziehung auch Vorteile in der Einbringung von künstlerischen Gegenständen, die in der Schule selbst entwickelt wurden. Für gemeinsame Ausstellungen wie z. B. die *Kunstschau,* die Weltausstellung in Paris etc. wurden Konzepte für das In- und Ausland erstellt und zur Ausführung gebracht.

Über alle politischen Wirren wie auch die Abwertung der universitären Einrichtungen hinweg blieb diese Verbindung aufrecht, trotzdem das Museum sich mit der Zeit von seinen Gründungsabsichten absetzte und eher zu kunsthistorisch geprägten Vorstellungen überging, so daß die Nähe zur Wirklichkeit und damit zu den unmittelbar entstehenden Produktionen im angewandten Bereich (Design) verlorenging.

Nun wäre es an der Zeit, daß die beiden Institutionen dorthin finden könnten, wo ihre elementaren Aufgaben liegen. Hier zeigen sich bereits Aussichten über Aussichten: das Produkt des altehrwürdigen Möbels in seinen neuen Möglichkeiten genauso wie die Produktion der angewandten Graphik, die weit über die Entwurfssituation des Zeichnens hinausgeht und die Bereiche von Computer und Video in Anspruch nimmt, die Mode in ihrem breiten Angebot von der Unterwäsche bis hin zu den Accessoires, Schmuck ebenso wie Geschirr, Porzellan, von der Klomuschel bis zum höheren Anspruch einer Badewanne. Das wären die Dinge, die zu entwickeln und zu „finden" wären, Fragen des Ausstellungswesens, der Architektur, das Fernsehen mit seinen spezifischen Einflußverfahren und die Psychologismen, die uns alle beeinflussen und verändern. Dies aufzuzeigen und zu vermerken wären zukünftige Visionen, die uns bewegen müßten.

HEINZ FISCHER

# Ausblick

Die Selbstdarstellung einer wissenschaftlichen Institution erfolgt meistens in Form einer Festschrift zu irgendeinem runden Bestandsjubiläum. Sie hat dann in der Regel den Charakter eines rückblickenden Leistungsberichtes bis zum Zeitpunkt der Niederschrift. Bei der Informationsbroschüre, die das *Österreichische Museum für angewandte Kunst* hier ohne kalendarischen Anlaß vorlegt, handelt es sich hingegen eher um das Resultat einer Selbstbesinnung. Die historischen Analysen bezeichnen den Ausgangspunkt einer für die Zukunft projektierten Weiterentwicklung. Man scheut sich nicht, den Status quo als unbefriedigend – gemessen an manch grandiosen Erfolgen der Vergangenheit – und reformierungsbedürftig zu erkennen. Damit verfolgt das *Österreichische Museum* aber schon wieder im besten Sinn seine eigene Tradition. Denn als kritisches Instrument und Korrektiv wurde es ja geschaffen.

Das *Österreichische Museum für angewandte Kunst* unternimmt den Versuch, die eigene Position zu definieren, als ersten Schritt unter einer neuen Führung. Es wäre zu wünschen, daß ihm weitere Aktivitäten folgen, die dieses traditionsreiche *Österreichische Museum* wieder als verbindlichen Faktor des Kulturlebens verstärkt ins öffentliche Bewußtsein rücken. Die Bereitschaft dazu muß von innen her kommen, vom Hause selbst, und dazu scheinen alle Voraussetzungen gegeben.

*Univ.-Doz. Dr. Heinz Fischer,*
*Bundesminister für Wissenschaft und Forschung*

*Prof. Oswald Oberhuber,*
*Rektor der Hochschule für angewandte Kunst in Wien*

*Mag. Miryam Charim,*
*Generalsekretärin der Gesellschaft für Österreichische Kunst*

# English Summary

PETER NOEVER

## Back to the Present

The interweaving of current art movements into the artistic context of a museum deprives the work of art of its real strength. If art is a magical force, a force born out of feeling, then an art museum must constantly strive for a new interpretation, an ongoing debate with the present and the future. Austrians today are facing up to their cultural history like never before.
Thus it is even more important to give the creative forces of the present a chance to develop, something which is neglected by the museums. Here is where the Austrian Museum for Applied Art sees its task: dialogue with the works of art and artists of our time must be placed in the foreground. At the same time it has to pursue the goals in a contemporary way that it has continued to fulfill since its establishment, to promote the work of skilled craftsmen and to aid in improving good taste. The Austrian Museum offers ideal conditions for dealing with the historical development of products. Yet even here, orientation of art must be the overriding goal, a growth of the scientific would not stimulate new impulses. The collections require continous expert attention. Large, ambitious exhibitions as well as smaller events, which can react quickly to contemporary topics, should again make the museum into a vital center for conveying information. The expansion of the existing collections will also take a similar approach. Back to the present also means that the public will increasingly be drawn into museum activities, whereby these activities will be evaluated and made available to those interested.

HANNA EGGER/EDWIN LACHNIT

## A Museum for the Future

The Austrian Museum for Applied Arts was founded in 1864 and was called at that time the "Austrian Museum for Art and Industry". As opposed to collections that have grown with time it was created according to a scientific concept. The tasks that it was supposed to fulfill are exactly defined in the founding statutes: "... to encourage arts and crafts and chiefly to help raise the taste in this direction". For this purpose appropriate objects would be those "which would serve to support the above-mentioned purposes, in the original as well as copies, and a library". These objects were to be collected "through loans" from Imperial court collections and palaces, from public and private collections, through gifts and bequests as well as through purchase, exchange and the museum's own production. "The museum will furthermore give the Austrian industrialists the opportunity to exhibit ... particularly distinguished works." Supplementary arrangements will include a photographic workshop and a plaster casting studio" to be added to the museum, whose products will serve "as models for factory owners and tradesmen, artists and specialists". These organizational paragraphs will be supplemented by didactic measures: "The objects exhibited in the museum ... are to be made available for viewing, for utilization and for study ... Lectures will be connected to the museum, which will concern all objects in their fields, explaining the purposes and usage of the objects ... The objects on view in the museum are to be described in appropriately printed catalogues ... From time to time, those objects that are the property of the museum will also be exhibited in other cities of the Monarchy". The creation of an institute of this type was stimulated through the South Kensington Museum (today the Victoria and Albert Museum) in London. Gottfried Semper, the German architect and leading art theorist of Historicism, played a major role in its establishment in 1852. The Viennese art history professor, Rudolf Eitelberger, proposed a similar institute for Vienna. The government under Emperor Franz Joseph I supported the project, from which it was hoped that the economy would be stimulated. The museum was furnished from the Imperial collections in the Ballhaus of the Hofburg and opened on May 12, 1864 with Eitelberger himself as Director. In 1868 a School of Arts and Crafts was added to the Museum (today the Academy for Applied Arts), to make possible the practical training of young craftsmen. In 1871 the museum moved to the building at Stubenring, built by the architect Heinrich von Ferstel, and was followed by the School of Arts and Crafts in 1877. Through a clever purchasing policy the Museum built up its own collection, set up by group according to the material. Works were now acquired, which had been produced under the influence of the Museum and which underlined the success of its activities. In the 1880's the Austrian Museum suffered a serious set-back. On the one hand, Eitelberger died in 1885. On the other hand, Historicism came to an end at this time and the arts and crafts reform flattened out considerably.

Throughout Europe the Jugendstil movement began its emergence, which as a new, aesthetic offensive was to overcome Historicism with quite similar demands to those set by Historicism itself half a century earlier. At the same time the aesthetic methods changed from influencing contemporary creative activity to objective historical writing. The Austrian Museum lost its objective character and was used by the Arts and Crafts Union, a union of private shop owners, more or less as a shop for its own products. Arthur von Scala, who took over the direction in 1897, made an end to these conditions. He worked closely with the artists of the Viennese Secession and was one of the pioneers of the Jugendstil in Vienna. He had a special liking for the English style, the "arts and crafts movement", which he introduced to Austria. He was supported literally by Adolf Loos in his fight against the established Viennese craft artisans. In a satirical article "The Scala Theater in Vienna" Loos attacked the Austrian bureaucracy and the abuses in the Museum. However, as Scala preferred to imitate English furniture, he gradually lost the trust of modern artists, who were seeking new forms. In 1906 he was able to initiate the building of a new museum wing in the Weiskirchnerstrasse; in 1909 he died. His successor, Eduard Leisching, took a considerably more conservative approach. The individual collections became ends in themselves. The Museum lost much of its stimulating nature and restricted itself to the historical documentation of applied arts; the School of Arts and Crafts came under a separate administration. The most important task for the directors in the period between the wars, Hermann Trenkwald and August Schestag, was maintenance of the collections. In 1932 Richard Ernst took over the administration. He was responsible for directing the Museum throughout the Second World War. The building was severely damaged in the bombing raids, but most of the objects were saved by their removal to other facilities. The years after 1945 were dedicated to reconstruction and revision of the collections. The directors Ignaz Schlosser, Viktor Griessmaier, Wilhelm Mrazek, Gerhart Egger and Herbert Fux dedicated themselves most of all to organizing exhibitions, although there was no total, overriding concept. The problem of the "Austrian Museum for Applied Arts", as it has been called since 1947, lies in its historically based double function: on the one hand it must fulfill the traditional task of helping shape contemporary taste, and on the other hand it must preserve and exhibit the collections that are of important cultural interest based on scientific-artistic criteria. Turn-of-the-century art can be mentioned as an obvious example: Jugendstil, which once fought Historicism as an aesthetic avant-garde, must objectively be portrayed as a historical phenomenon today. Yet today's nostalgism for Jugendstil, a historical occurance in itself, is also a trend against which we must juxtapose contemporary taste. Reflecting on its own historical development may aid the Austrian Museum for Applied Arts in taking its appropriate place in a society which is seeking cultural legitimacy.

HANNA EGGER

## An Intellectual Center Library and Art Prints Collection

The Library is arranged according to the appropriate fields in the various collection areas of the Museum, and forms the intellectual center of the institute. Besides scientific research it also serves the purpose of teaching, in the form of lectures and talks, which are held there. According to the aims of Eitelberger, the Library and Art Prints Collection formed a unit that still exists today. In the exhibiting room of the Art Prints Collection, changing exhibits from the Library's stock are shown. The Library itself contains early printed books, signatures and printings from late Gothic times to Jugendstil, as well as a special library for arts and crafts of the 18th and 19th century, which is unique in Europe. Each book has always been considered in its entirety, from the binding to the end-paper and from the illustrations to the contents. The Collection of Art Prints contains a profuse collection of ornamental engravings from the 15th to the 18th century as well as a pattern collection for works of the applied arts. The main stock of the Library goes back to Eitelberger's private collection, which was subsequently supplemented and expanded through purchases by the Museum. Particular emphasis was put on technical periodicals, for which there was an individual reading room. The Art Prints Collection was started with the acquisition of the Drugulin Collection (Leipzig) in 1863. The most sensational purchase was a collection of 60 illustrations from the Persian „Hamza-Nama" novel at the Viennese World Fair in 1873. In 1931 the librarian Hans von Ankwicz-Kleehoven was able to obtain 2,540 pages of furniture drawings from Josef Danhauser's factory. He was also successful in obtaining about ten thousand sketches and drawings of the Wiener Werkstätte for the library. For the future it is important to maintain this technical library, which is unique in Europe, and to make it available to the user with a modern system of cataloguing. Libraries that were similarly built up were unified in the Prussian library system and the books were separated from the graphic collections. But this is contrary to the entire founding principle. The emphasis of the future purchasing policy should be on building up a department for Industrial Design. Thus the original notion of the Library, to be an orientation center for designers, students and researchers, would be continued.

CHRISTIAN WITT-DÖRRING

## Furniture

A collection that has continually been growing throughout more than 120 years does not only show the artistic, but also the cultural-historical development of this timespan. In the case of the Furniture Collection, the development of the past forty years went from material classification to classification according to type – from wood to furniture. Recently this structure has again been connected with a social aspect, with the search for a cultural identity. If the proletariat was the social reference group in the 19th century, today it is the average middle class, the mass of consumers, who have widespread access to the supply of goods, but who have lost their set of values in the process. The possibility of finding a scale of values once again lies in the analysis of the everyday, the needs resulting out of feelings and intellect. Instead of purely conveying knowledge about arts and crafts, a consciousness must arise through the objects. The original collecting policy of the Museum for model purposes was concentrated on Gothic and Renaissance furniture. Only at the world fairs in Paris in 1867 and 1878 as well as in Vienna in 1873 was there a possibility to also purchase contemporary products, for which the financial means were provided by the Court Title Tax Funds. Under the directorship of Arthur von Scala at the turn-of-the-century, the main thrust was on collecting originals and copies of English furniture. With the Congress of Vienna exhibit, which the Museum organized in 1896, the art products of the Napoleanic and Biedermeier periods came into the public view. On the other hand, contemporary Austrian furniture received less attention and was not systematically taken into the collection until the Sixties. Due to the economic circumstances after The First

World War, international examples from the Twenties and Thirties are missing completely. In return, following the collapse of the Monarchy, the historical collections of the Imperial Family and of private collectors became the property of the Museum. During the Second World War much English and Austrian turn-of-the-century furniture was sold; almost a third of the collection was destroyed in the war. The years of reconstruction were dedicated to the restoration of the collections and the organizational rebuilding of the Furniture Department. With new purchases the attempt was made to obtain representative examples of the Wiener Werkstätte and the period between the wars. Lately the aim has been to complete the Biedermeier, Historicism and Jugendstill Collections, as well as to document the production of the Fifties and Sixties of our century.

ELISABETH SCHMUTTERMEIER

## Metalwork

Among the earliest acquisitions of the Metalwork Collection not only originals can be found but galvanoplastic copies as well, which were cheaper und easier to maintain and yet fulfilled the model effect desired. Towards the end of the 19th century an imposing goldsmith collection was built up through the aid of private patrons. Besides non-European items, the jewelry collection also contained antique pieces, in the original as well as copies. Today, however, the focus of the jewelry collection is on works of the 19th and 20th centuries. There is not a large quantity of enamel pieces, but they offer a good survey of the development from the Middle Ages until the present. With regard to objects made from unprecious metals there are primarily wrought iron work and bronze implements. During Arthur von Scala's directorship the Metalwork Collection was also enriched with significant contemporary objects, which were sent throughout the entire Monarchy on traveling exhibitions. Today they represent a main emphasis of the Jugendstil Collection. On the other hand, there was little contact to the Wiener Werkstätte, whose products were essentially purchased in 1969 only. As the entire stock of the Metalwork Collection cannot be exhibited constantly, the objects are currently shown in exhibitions of the individual epochs, in which they are arranged in groups according to material. The aim is to close the gaps that thus appear in the historical sequence. The stock remaining in the depots represents a scientific challenge, however, to deal with them within the framework of a total museum concept and to make them accessible to the public. The traditional task of the Austrian Museum of improving the taste of the public is also valid today. Yet this can no longer occur merely by imitating models, but rather by stimulating reflection and idea-promoting measures.
In Austria at the present, strong impulses are emanating mainly from the jewelry sector. It is now the duty of the Museum to coordinate its various departments and introduce the new movements to the public, which would give the audience the possibility of learning more about its environment and helping to shape it.

JOHANNES WIENINGER

## East Asian Art

Asian objects have been part of the Museum's collection since its establishment, yet a separate department for art from outside Europe was not created until 1936. The focus of non-European art is on Chinese and Japanese art of the 18th and 19th centuries. These collections were realized not only through steady purchasing, but also through acquisition of collections offered inexpensively. Such an opportunity was offered during the Austro-Hungarian East Asian expedition from 1868–1871, in which Arthur von Scala participated. On the occasion of the Viennese World Fair in 1873 the "Cercle oriental" was established, which opened the Oriental Museum in 1875. This museum was under Scala's direction and was changed into a Trade Museum in 1886. After Scala's move to the Austrian Museum for Art and Industry, most of its collections were transmitted to the building on Stubenring. The art dealer Anton Exner also played an important role, by building up a very high quality private collection of Asiatic art, which was later entrusted to the museum. The Japanese Colored Woodcut Collection deserves special mention. In 1968 Herbert Fux took over as head of the East Asia Department. The focus of his activities lay in exhibitions and in supplementing the collection with highly valued objects. Due to space restrictions, only the early period of Chinese applied arts up to the Ming Period has been on view since 1979. The goal of the near future is to also exhibit the rest of the collection. There are currently two scientific projects in operation: newly cataloguing the colored wood cuts and compiling the Japanese silk screens. This should also serve the purpose of viewing foreign cultures in their own context and not only in connection with their relationship to European art.

## Islamic Arts and Crafts

This is quantitatively the smallest collection in the building. The main focus is on pottery. Two important areas of Islamic art history are contained in other collections: the oriental carpets in the Textile Collection, the miniatures of the Hamza-Nama novel in the Art Prints Collection. While early Islamic periods have mainly been treated up until now, future attention will deal more with the later epochs.

WALTRAUD NEUWIRTH

## Glass and Pottery

The objects in both of the collections extend from the

Middle Ages to the present; the antique objects which originally were part of the collection were traded to the Art History Museum. The collections have been built up on the basis of purchases, dedications and loans. The primary aim is the scientific preparation of the collections. For their presentation in the Museum the department is striving for the use of the so-called Glass Gallery. An important part of the publicity work in the museum takes the form of lectures, tours, seminars, etc. Concerning new purchases, the period from 1945 to the present should be taken into consideration.

ANGELA VÖLKER

## Textiles

The aims of a head of a collection are dependent upon the specific characteristics of the museum and the interests of its public. Besides the proper, scientific preparation of the objects, their appropriate presentation is also important, to convey the artistic and historical message to the public. The museum can work against the optical superficiality of the television age with another kind of viewing: the active, creative view. Good taste can no longer be shaped by way of models, but rather through the stimulation of independent development of quality criteria. The focal point of the Textiles Department comprises oriental rugs, embroideries from the Middle Ages, tapestries from the late Middle Ages, laces, textiles of the 19th and 20th centuries. The collection of the Aachen Canon Franz Bock was obtained as early as 1865, the Coptic textiles of the mercent Theodor Graf in 1883. The Austrian Museum played a major role in the rediscovery of oriental rugs for the West in the late 19th century, especially through the then head of the textiles collection, Alois Riegl, who was a pioneer in this scientific area and particularly in art history. After the dissolution of the Trade Museum in 1906/07, the Oriental and Far Eastern Textile Collection were transferred to the Austrian Museum. The most valuable part of the Carpet Collection, which contains the hunt carpet and the only well-preserved Mamluke rug, was part of the Imperial collection and was transmitted here after the collapse of the Monarchy. However, the carpet galleries still on display today were not set up until 1929. The lace collection was greatly enriched through private gifts and was first scientifically prepared by Moriz Dreger. Around 1900 the Museum purchased primarily English fabrics, and during the First World War the Textile Department took over the extensive, 19th century weaving collection from the Technological Trade Museum. Liturgical robes from the Middle Ages were acquired continually, such as the Gösser Vestments, the Chasuble from Melk or the Salzburgian Antependium. Important additions after the Second World War complemented the collection, but did not change its character. The Textile Collection today comprises more than eleven thousand inventory numbers, while the actual volume is considerably larger, as one number often contains several objects. Thus a larger part of it is not accessible to the public. Besides the lack of adequate space, this is also due to the question of special preserving conditions, as textiles are extremely sensitive to light and must be kept in the dark. In this regard, a general renovation of the museum building would have to take into account the demands of the Textile Collection. At the same time it would be necessary to close existing gaps through purchase and especially to dedicate more attention to contemporary textile design. In the fashion sector this is taking place by purchasing final projects from graduating students of the neighboring Academy.

ELISABETH SCHMUTTERMEIER

## Wiener Werkstätte Archive

The archive which was set up by the Wiener Werkstätte from 1903–1932 was stored in the Museum during the Second World War and finally taken over by the Museum. It contains designs by all the artists who worked for the Wiener Werkstätte, i.e. fashion sketches, designs for wallpaper, fabrics, glass, pottery, metal objects, furniture, leather work, etc. The drawings were incorporated into the library, while all the other objects are currently being systematically listed into the inventory. With the help of photo albums and order books, it is now possible to attribute objects of uncertain origin to the proper artist. Files of correspondence and newspaper articles about the Wiener Werkstätte exist as well. Besides the documents, originals such as postcards, graphic arts, design books, etc. can also be found. An interest in the Wiener Werkstätte did not essentially begin until the exhibition at the Museum in 1967 entitled "The Wiener Werkstätte. Modern Arts and Crafts from 1903–1932". Since then there has been a renewed effort in elaborating on the history of this artists union. Yet even the work of today's designers reflects the influences of Josef Hoffmann or Kolo Moser and proves their continuing, artistic and charismatic force.

JOHANNES WIENINGER

## Branches of the Austrian Museum for Applied Arts

The idea of showing exhibitions of Museum objects outside Vienna goes back to the beginning of our century. From 1902 to 1919, contemporary products were shown in the lands of the Monarchy in traveling exhibitions, first to serve the "improvement of taste" and then as a historical documentation. In connection with the aims of heritage preservation the Museum founded the Branches in the Sixties, which made the furnishing of a "period collection" possible. In 1967 in Riegersburg Palace in the Waldviertel, several rooms were furnished in the Baroque period. Special, annual exhibitions were held there. The Geymüller Palace in Vienna-Pötzleinsdorf houses the Sobek Collection, containing Viennese furniture and Biedermeier clocks, which became the property of the Museum in 1968. As opposed to the above mentioned sites, the concept of the "period collection" in the Branches in the City Museum of St. Pölten, which opened in 1983, is no longer followed. Here annual, special exhibits take place from the Museum's collections. In the future the Museum could consider presenting examples of contemporary works in traveling exhibitions, dealing with the relationship of mandesign-environment.

LUDWIG NEUSTIFTER

## Department for Conserving and Restoring

The Department for Restoration was neither architecturally nor organizationally planned in the original museum's concept and only evolved over the past decades. Consequently, the department today lacks sufficient space. Before the Second World War the Museum housed a carpentry, a book binding and wrought iron shop. War damages made it necessary to make repairs on the interior of the building, after which restoring work was begun on the collection objects. Special workshops were created for the various materials. The development of the Department for Conserving and Restoring is closely connected with the present department head. Due to the circumstances mentioned, he received the professional title of "Academic Conservateur" and began to train the employees of the workshops in the theoretical and practical concerns of restoring. The most important task of a conservateur is conserving and caring for the collection objects, in the main building as well as in its branches. Special attention is paid to the supervision of the environmental conditions, which vary according to the material, to avoid possible damage in advance. Article 9 of the "Charter of Venice" serves as the scientific basis for any conservatory and restorative measures.
One principle lies in only using methods and materials whose reversibility can be guaranteed. The various materials and handling techniques demand from a conservateur of art objects, the ability to develop new methods and technologies. An example of this is illustrated by the restoration of Gustav Klimt's mosaic frieze for Palais Stoclet in Brussels.

MIRYAM CHARIM

## Austrian Art Society

Due to the dependence on institutional conditions and a limited budget, a museum is usually kept from being active in society and the cultural-political realm aside from its primary tasks of preserving and exhibiting. The Austrian Art Society was created for this reason. Its aim is to support the activities of the Museum for the benefit of the public, in an unbureaucratic, non-profit oriented manner. The most important goals of the Society are the consideration of specific Austrian cultural phenomena, the shaping of new developments and the analysis of daily life. This corresponds to the traditional task of the Museum and should place a new focus on the "Art-Economy" relationship. In other words, the Society takes a mediator function between the Museum and economy without any direct dependence. Members of the Austrian Art Society (which is already functioning) should be interested private persons and companies who wish to promote the planned activities through membership fees and financial support: the organization of exhibitions, purchasing of art works, the conducting of lectures and seminars, printing publications, etc. The Austrian Art Society plans to open up a cafeteria and to also open up the gardens for Museum visitors. The supporting members can attend Museum activities free of charge and have the possibility of receiving a reduction on art publications. In special events, supporting members will be given the chance to learn more about the Museum. The Austrian Art Society should look upon its task of actively supporting art as a challenge. Its work is meant to be a dynamic parallel to the work of the museum.

OSWALD OBERHUBER

## Reference Points

The School of Arts and Crafts was originally part of the Museum, corresponding to its task of creating facilities for the practical training of craftsmen. Out of that, an exceptional institution arose, which developed a new form of artistic teaching and opened up the possibilities for the turn-of-the-century awakening. Through the expansion of the areas the bonds were relaxed yet continued, in a kind of loose cooperation which depended upon the readiness of the respective directors. This bond remained intact during the School's further political and social developments, although the Museum distanced itself from the initial, practical training concerns that gradually evolved into an art history-based premise. Now it is time that both institutions found their way to their primary tasks. Here there are already a variety of prospects: time-honored furniture with its new possibilities, applied graphics, that lay claim to the areas of computers and video, fashion from underwear to accessories, jewelry, dishware, porcelain from the toilet to the bathtub. These are things that can be developed; questions relating to exhibitions, to architecture, television and the psychologisms that influence all of us. Pointing up and observing these concerns would be touching visions for the future.

HEINZ FISCHER

## Outlook

The self-portrayal of a scientific institution ordinarily takes place in the form of a commemorative writing for a special anniversary celebration. It then usually has the character of a retrospective progress report up until its publication. Whereas with the informational brochure that the Austrian Museum for Applied Arts is presenting here without the excuse of a special, festive occasion, it deals with the results of self-examination. The historical analyses mark the point of departure for its projected future development. There is no fear of perceiving the status quo as something unsatisfactory – compared to some of the grand successes of the past – and in need of reform. Here the Austrian Museum is again following its own tradition in the best sense of the word, since it was created as a critical instrument and corrective.

As the first step under a new directorship, the Austrian Museum for Applied Arts is attempting to define its own position. May we hope that further activities will follow, which will aid in bringing this venerable Austrian Museum back into the public consciousness as an important cultural factor. The readiness for that must come from within, from the institution itself, and here all the prerequisites seem to be fulfilled.

# Wichtige Veröffentlichungen


Allgemeines zum Österreichischen Museum für angewandte Kunst:

Mittheilungen des k.k. Oesterreichischen Museums für Kunst und Industrie, 1865–1885

*Scala, A. v.* (Hg.): Kunst und Kunsthandwerk, 1898–1921

alte und moderne kunst, 1956–1985

*Eitelberger, R.:* Gesammelte kunsthistorische Schriften, II, Wien 1879, S. 81–154

*Dumreicher, A.:* Vertrauliche Denkschrift über die Lage am k. k. österr. Museum für Kunst und Industrie, Wien – Reichenberg 1885

*Scala, A. v.:* Notizbuch, handschr., 1897

Das k. k. österreichische Museum für Kunst und Industrie 1864–1914, Wien 1914

*Exner, W.:* Fünfzig Jahre k. k. Österreichisches Museum für Kunst und Industrie in Wien, in: Österreichische Rundschau, 39, Wien – Leipzig 1914, S. 17–43

*Trenkwald, H.:* Österreichisches Museum für Kunst und Industrie, in: Stepan E.: Die Wiener Museen, Wien 1925, S. 68–76

Das Österreichische Museum für angewandte Kunst, in: 100 Jahre Unterrichtsministerium 1848–1948, Wien 1948, S. 371–379

*Anonym (Ernst R.):* 85 Jahre „Österreichisches Museum", Typoskript, o. J. (1948)

Ausstellungskatalog „100 Jahre Österreichisches Museum für angewandte Kunst. Kunstgewerbe des Historismus", Wien 1964–1965

*Judtmann, F.:* Der „Hoftiteltaxfonds" und das Kunstgewerbemuseum, in: alte und moderne kunst, 10. Jg., H. 79, März/April 1965, S. 20–23

*Cornaro, A.:* Englische Einflüsse bei den Anfängen des Österreichischen Museums für angewandte Kunst, in: Österreich und die angelsächsische Welt (hg. von Otto Hietsch), 2. Bd., Wien 1968, S. 372–382

*Leisching, E.:* Ein Leben für die Kunst und Volksbildung, Erinnerungen, Wien 1978

Zur Bibliothek und Kunstblättersammlung:

*Schestag, F.* (Hg.): Katalog der Bibliothek des k. k. Österreichischen Museums für Kunst und Industrie, Wien 1869

ders.: Illustrirter Katalog der Ornamentstichsammlung des k. k. Österreichischen Museums für Kunst und Industrie, Wien 1871

*Chmelarz, E.* (Hg.): Katalog der Bibliothek des k. k. Österreichischen Museums für Kunst und Industrie, Wien 1883

*Ritter, F.* (Hg.): Illustrirter Katalog der Ornamentstichsammlung des k. k. Österreichischen Museums für Kunst und Industrie. Erwerbungen seit dem Jahre 1871, Wien 1889

ders.: Illustrirter Katalog der Ornamentstichsammlung des Österreichischen Museums für Kunst und Industrie. Erwerbungen seit 1889, Wien 1919

*Glück, H.:* Die indischen Miniaturen des Haemzae-Romanes im Österreichischen Museum für Kunst und Industrie in Wien und in anderen Sammlungen, Zürich – Wien 1925

*Griessmaier, V.:* Österreichisches Museum für angewandte Kunst. Japanische Holzschnitte, Wien 1954

*Hamza Nama.* Vollständige Wiedergabe der bekannten Blätter der Handschrift aus den Beständen aller erreichbaren Sammlungen, Bd. 1: Die Blätter aus dem Museum für angewandte Kunst in Wien, Graz 1974

*Berliner, R. – Egger, G.:* Ornamentale Vorlageblätter des 15.–19. Jahrhunderts, 3 Bde., München 1981

*Neuwirth, W.:* Das „Vorlagenwerk" der Wiener Porzellanmanufaktur, in: alte und moderne kunst 174–175/1981, S. 1–7

In der Schriftenreihe der Bibliothek und Kunstblättersammlung des Österreichischen Museums für angewandte Kunst erschienen zu den Sammlungsbeständen folgende Bände:

1. *Egger, G.:* Der Hamza-Roman. Eine Mogul-Handschrift aus der Zeit Akbars des Großen, 1969

2. *Dornik-Eger, H.:* Albrecht Dürer und die Graphik der Reformationszeit, 1969

3. *Egger, G.:* Späte griechische Ikonen, 1970

6. *Dornik-Eger, H.:* Albrecht Dürer und die Druckgraphik für Kaiser Maximilian I., 1971

8. *Dornik-Eger, H.:* Die Druckgraphik Lucas Cranachs und seiner Zeit. Voraussetzungen und Nachfolge seines Werkes, 1972

9. Japanischer Farbholzschnitt und Wiener Sezession, hg. von G. Egger mit Beiträgen von Maurizio Bonicatti und H. Dornik-Eger, 1973

10. *Dornik-Eger, H.:* Spielkarten und Kartenspiele, 1973

12. *Egger, G.:* Das Bild der Antike in Literatur und Druckgraphik der Renaissance und des Barock, 1976

15. *Egger, H.:* Herrn Biedermeiers Wunschbillet, 1978

22. *Egger, H.:* Das Handwerk des Buchbindens in Vergangenheit und Gegenwart, 1980

26. Europäische Buntpapiere. Barock bis Jugendstil, hg. von H. Egger und G. Lechner, 1984

Zur Möbelsammlung:

*Falke, J.:* Erläuterungen zur Ausstellung alter Möbel im Oesterreichischen Museum, Wien 1874

ders.: Mittelalterliches Holzmobiliar, Wien 1894

Neues Wohnen. Wiener Innenraumgestaltung 1918–1938. Katalog N. F. 59 des Österreichischen Museums für angewandte Kunst, Wien 1980

*Behal, V. J.:* Möbel des Jugendstils. Sammlung des Österreichischen Museums für angewandte Kunst in Wien, München 1981

*Windisch-Graetz, F.:* Möbel Europas. Von der Romantik bis zur Spätgotik. Mit einem Rückblick auf Antike und Spätantike, München 1982

ders.: Möbel Europas. Renaissance und Manierismus. Vom 15. Jahrhundert bis in die erste Hälfte des 17. Jahrhunderts, München 1983

Zur Metallsammlung:

*Leisching, E.:* Ausstellung alter Gold- und Silberschmiedearbeiten, Wien 1907

*Egger, G.:* (Hg.): Theatrum Orbis Terrarum, Wien 1970

ders.: Gold- und Silberschätze in Kopien des Historismus, Wien 1980[2]

ders.: Profane Goldschmiedegefäße des 17. u. d. 18. Jahrhunderts aus dem Österreichischen Museum für angewandte Kunst Wien, in: alte und moderne kunst, 26. Jg., 1981, H. 174/175

*Wieninger, J.:* Zinn des Barock aus der Sammlung des Österreichischen Museums für angewandte Kunst, Horn 1984

*Schmuttermeier, E.:* Schmuck von 1900–1925 im Besitz des Österreichischen Museums für angewandte Kunst, Bad Vöslau 1986

Zur Ostasiensammlung:

Katalog der kaiserlichen japanischen Ausstellung, Wien 1873

Werke Hokusai's. Katalog einer Ausstellung im Österreichischen Museum für Kunst und Industrie, Wien 1901

*Diez, E. – Stiassny, M.:* Katalog der Ausstellung Ostasiatischer Kunst im Österreichischen Museum für Kunst und Industrie, Wien 1922

*Glück, H. – Stiassny, M.:* Ausstellung Ostasiatischer Gerätekunst und Kleinbildnerei, Wien 1928

*Stiassny, M.:* Ausstellung von Werken asiatischer Kunst aus Wiener Besitz, Wien 1930

*Benesch, O.:* Die Spätmeister des japanischen Holzschnitts. Sharaku, Hokusai, Hiroshige, Wien 1938

*Griessmaier, V.:* Japanische Holzschnitte, Wien 1954

*Bonicatti, M.:* Ukiyo-e, Rom 1971

*Wichmann, S.:* Weltkulturen und moderne Kunst, München 1972

*Egger, G.:* Japanischer Farbholzschnitt und Wiener Secession, Wien 1973
*Fux, H.:* Japan auf der Weltausstellung in Wien 1873, Wien 1973
*Fux, H. – Janata, A.:* Ausstellung archäologischer Funde der Volksrepublik China, Wien 1974
*Bonicatti, M.:* Hokusai, Hiroshige, Rom 1974
*Simoncics, E.:* Die neue Österreichische Botschaft in Tokyo, Wien 1976
*Kobayashi, T. – Koshi, K. – Fux, H.:* Ausstellung japanischer Farbholzschnitte aus dem Besitz des Österreichischen Museums für angewandte Kunst, Yamagata 1977
*Exner, W.:* Surimono, Bad Wildungen 1978
*Fux, H.:* 4000 Jahre Ostasiatische Kunst, Krems 1978
ders.: Chinamode. Beispiele der Ost-West-Begegnung im 17. und 18. Jahrhundert, Wien – Riegersburg 1979
ders.: Katsushika Hokusai, Wr. Neustadt 1982
*Wieninger, J.:* Shogunherrschaft und Kaiserreich, St. Pölten 1985

Zur Sammlung islamischer Kunst:
*Hein, W.:* Frühe islamische Keramiken im Österreichischen Museum für angewandte Kunst, Graz – Wien 1963
Kunst des Islam. Katalog zur Ausstellung in Schloß Halbturn, Wien 1977

Zur Keramiksammlung:
*Folnesics, J.:* Die keramische Abtheilung im Oesterr. Museum, in: Mittheilungen des k. k. Österreichischen Museums für Kunst und Industrie 8/1880–81, S. 237–242, 272–275, 281–291, 413–420, 491–495; 9/1882–83, S. 9–14, 168–170, 180–185, 208–212, 231–234
*Falke, J.:* Die k. k. Wiener Porzellanfabrik, II. Abtheilung: Die Sammlung von Arbeiten der Wiener Porzellanfabrik im k. k. Österreichischen Museum, Wien 1887
*Folnesics, J. – Braun, E. W.:* Geschichte der k. k. Wiener Porzellanmanufaktur, Wien 1907
*Mrazek, W.:* Wiener Porzellan aus der Manufaktur Du Paquiers (1718–1744), Wien 1952
*Mrazek, W. – Neuwirth, W.:* Wiener Porzellan 1718–1864, Wien 1970
*Neuwirth, W.:* Österreichische Keramik des Jugendstils. Bestandskatalog des Österreichischen Museums für angewandte Kunst, München 1974
dies.: Böttgersteinzeug, Yixing und andere rote Ware, Bd. II (Bestandskatalog), Wien 1982
dies.: Biedermeiertassen. Formen und Dekore am Beispiel des Wiener Porzellans, München – Paris 1982
dies.: Wiener Porzellan – Original, Kopie, Verfälschung, Fälschung, Wien 1979
dies.: Zur Geschichte des „Zwettler Tafelaufsatzes", in: alte und moderne kunst 170/1980, S. 2–7
dies.: Österreichische Keramik 1900–1980, Linz 1981
dies.: Die Keramik der Wiener Werkstätte, Bd. I: Originalkeramiken 1920–1931, Wien 1981

Zur Glassammlung:
*Folnesics, J.:* Die Glassammlung im österreichischen Museum, in: Mittheilungen des k. k. Österreichischen Museums für Kunst und Industrie 2/1867–1869, S. 25–30
*Bucher, B.:* Die Glassammlung des k. k. Österreichischen Museums, Wien 1888
*Schlosser, I.:* Die Gläsersammlung des Österreichischen Museums für Kunst und Industrie, Wien, in: Glastechnische Berichte VII/1929
ders.: Venezianer Gläser, Wien 1951
*Neuwirth, W.:* Das Glas des Jugendstils. Bestandskatalog des Österreichischen Museums für angewandte Kunst, München 1973
dies.: Orientalisierende Gläser von J. & L. Lobmeyr, Bd. I, Wien 1981
dies.: Glas 1905–1925. Vom Jugendstil zum Art Deco, Bd. I: Glas mit Schliff (Bestandskatalog), Wien 1985
dies.: Loetz Austria 1900 (Bestandskatalog), Wien 1986

Zur Textilsammlung:
*Bock, F.:* Katalog der ehemaligen Bock'schen Sammlung von Webereien und Stickereien des Mittelalters und der Renaissance, Wien 1865
ders.: Beschreibender Katalog einer Sammlung von Spitzen und Kanten, Wien 1874
*Karabacek, J.:* Katalog der Theodor Graf'schen Funde in Aegypten, Wien 1883
*Riegl, A.:* Die ägyptischen Textilfunde im k.k. österr. Museum Wien 1889
ders.: Orientalische Teppiche, Wien – London – Paris 1892
*Dreger, M.:* Künstlerische Entwicklung der Weberei und Stickerei, Wien 1904
ders.: Entwicklungsgeschichte der Spitze, Wien 1910[2]
ders.: Beginn und Blüte der Wiener Seidenweberei, in: Kunst und Kunsthandwerk XVIII, 1915, S. 325ff.
ders.: Über die ältere Zeugdruckindustrie in Österreich, in: Kunst und Kunsthandwerk XIX, 1916, S. 397ff.
*Sarre, F. – Trenkwald, H.:* Altorientalische Teppiche, Bd. I, Wien und Leipzig 1926
*Heinz, D.:* Linzer Teppiche, Wien – München 1955
ders.: Meisterwerke barocker Textilkunst. Ausstellungskatalog Schloß Gobelsburg 1972
*Völker, A.* u. a.: Kunst des Islam. Ausstellungskatalog Schloß Halbturn 1977
ders.: Wiener Mode und Modefotografie. Die Modeabteilung der Wiener Werkstätte 1911–1933, München – Paris 1984
*Natschläger, H.–Völker, A.:* Chinesische und ostturkestanische Teppiche im Österreichischen Museum für angewandte Kunst, Salzburg 1986

Zum Archiv der Wiener Werkstätte:
Die Wiener Werkstätte. Modernes Kunsthandwerk von 1903–1932, Wien 1967
Wiener Werkstätte. Art nouveau – Art deco 1903–1932, Wien 1972
*Limberg, E.:* Wiener Werkstätte. Die Postkarten, in: Antiquitäten-Zeitung, Nr. 13, 1981
*Hansen, T.:* Die Postkarten der Wiener Werkstätte, München – Paris 1982
*Neuwirth, W.:* Josef Hoffmann. Bestecke für die Wiener Werkstätte, Wien 1982
dies.: Im Auftrag der Wiener Werkstätte Keramik von B. Bloch, Eichwald, nach Entwürfen von Hoffmann und Peche, in: Antiquitäten-Zeitung, Nr. 16, 1982, S. I–XIX
dies.: Glasentwürfe der Wiener Werkstätte für Loetz 1915, in: Antiquitäten-Zeitung, Nr. 26, 1984, S. 582–588
dies.: Wiener Werkstätte – Avantgarde, Art Deco, Industrial Design, Wien 1984
dies.: Die Wiener Werkstätte 1903–1932, Wien 1985
Die Schutzmarken der Wiener Werkstätte, Bd. I. Rosenmarke und Wortmarke, Wien 1985
*Völker, A.:* Wiener Mode + Modefotografie. Die Modeabteilung der Wiener Werkstätte 1911–1932, München – Paris 1984

Zu den Außenstellen:
*Helich, E.:* Alt-Wiener Uhren. Die Sammlung Sobek im Geymüller-Schlössl, München 1978

Zur Abteilung für Restaurierung:
*Neustifter, L.:* Der Entwurf Gustav Klimts für den Fries im Palais Stoclet in Brüssel, in: alte und moderne kunst 136–137/1974, S. 27–34

# Die Autoren

**Hanna Egger**
Leiterin der Bibliothek und Kunstblättersammlung

Geboren 1942 in Wien. Studium der Geschichte, Kunstgeschichte und Germanistik an der Universität Wien, Abschluß des Studiums 1965 mit der Dissertation „Porträtikonographie Kaiser Friedrichs III.". Seit 1966 zunächst als wissenschaftliche Hilfskraft an der Bibliothek des Österreichischen Museums für angewandte Kunst. 1968 Theodor-Körner-Preis. 1968–1974 Lehrauftrag für allgemeine Kunstgeschichte und Kunstbetrachtung an der Hochschule für angewandte Kunst. Seit 1972 stellvertretende Leiterin der Bibliothek und Kunstblättersammlung. Seit 1980 Lehrbeauftragte im Rahmen des Ausbildungskurses österreichischer Bibliothekare mit den Fächern Geschichte der Buchillustration und Ausstellungswesen. Seit 1982 Leiterin der Bibliothek und Kunstblättersammlung.
Schwerpunkt von Tätigkeit und Publikationen: Geschichte der Buchillustration, Einbandkunde, Ornamentik und Gebrauchsgraphik, Bearbeitung von Themen der profanen und christlichen Ikonographie vom Mittelalter bis zum 19. Jahrhundert.

**Ludwig Neustifter**
Leiter der Abteilung für Restaurierung

Geboren 1932 in Falkenstein, NÖ. Seit 1955 am Österreichischen Museum für angewandte Kunst. Neben der Museumstätigkeit Studium an der Akademie der bildenden Künste in Wien; 1973 Abschluß mit Arbeiten über „Ein Hauptwerk Ferdinand Pfaundlers. Die Sandsteinplastiken der Kreuzweganlage in Falkenstein" und Gustav Klimts Entwürfe für den Stoclet-Fries. Seit 1973 Leiter der Restaurierungsabteilung, 1982–1985 Stellvertreter des Direktors, 1985/86 geschäftsführender Leiter des Österreichischen Museums für angewandte Kunst. Lehraufträge an der Akademie der bildenden Künste und der Universität Wien. Zahlreiche Preise, Auszeichnungen und Ehrungen. Restauratorische und wissenschaftliche Tätigkeit auf den verschiedensten Gebieten der angewandten Kunst.

**Waltraud Neuwirth**
Leiterin der Sammlung Glas und Keramik

Geboren 1941 in Wien. Nach der Matura an der Handelsakademie verschiedene Bürotätigkeiten. 1961 Ablegen der Externistenreifeprüfung und Beginn des Studiums von Kunstgeschichte und Klassischer Archäologie, Abschluß des Studiums 1968 mit der Dissertation „Die Initiale in der romanischen Buchmalerei Westfrankreichs". Ab 1968 im Österreichischen Museum für angewandte Kunst tätig, seit 1979 Leiterin der Sammlung Glas und Keramik.

**Peter Noever**
Direktor des Österreichischen Museums für angewandte Kunst

Geboren 1941 in Innsbruck; Designer. Seit 1975 Lehrauftrag für „Design-Analyse" an der Akademie der bildenden Künste in Wien. 1982 Gründer und Herausgeber der Architekturzeitschrift UMRISS. Seit 1986 Direktor des Österreichischen Museums für angewandte Kunst.
Zu seinen wichtigsten Arbeiten zählt das land-art-Projekt DIE GRUBE im Burgenland (baut daran seit 1971). Laufende Publikationstätigkeit in in- und ausländischen Zeitschriften. Autor und Regisseur verschiedener Architektur- und Designfilme.

**Elisabeth Schmuttermeier**
Leiterin der Metallsammlung und des Wiener-Werkstätte-Archivs

Geboren 1953 in Wien. Studium der Geschichte und Kunstgeschichte an der Universität Wien, Promotion 1979 mit der Dissertation „Die Ikonographie niederösterreichischer Adeliger zur Zeit Maria Theresias und Josephs II.". Mitarbeit an der niederösterreichischen Landesausstellung „Österreich zur Zeit Josephs II.". Seit 1980 im Österreichischen Museum für angewandte Kunst, zunächst in der Bibliothek und Kunstblättersammlung und ab 1984 als Leiterin der Metallabteilung und des Wiener-Werkstätte-Archivs tätig.
Schwerpunkt von Tätigkeit und Publikationen: Wiener Werkstätte, Schmuck der ersten Hälfte des 20. Jahrhunderts, zeitgenössische österreichische Schmuckkünstler, Goldschmiedekunst des 18. und 19. Jahrhunderts.

**Angela Völker**
Leiterin der Sammlung Textilien und Teppiche

Geboren 1944 in Garmisch-Partenkirchen (BRD). Schulzeit und Beginn des Studiums der Kunstgeschichte und Archäologie in Frankfurt am Main. Weiterführung und 1972 Abschluß des Studiums mit der Dissertation „Beziehungen zwischen Theorie und Praxis bei Federico Zuccari" in Wien. Museumsvolontariat im Museum für Kunsthandwerk, Frankfurt am Main. Mitarbeiterin am Reallexikon zur Deutschen Kunstgeschichte, München. Leiterin der Textilabteilung des Bayerischen Nationalmuseums, München. Seit 1977 in gleicher Funktion am Österreichischen Museum für angewandte Kunst. Seit Wintersemester 1977/78 Lehrauftrag im Fachbereich Kunstgeschichte an der Hochschule für angewandte Kunst.
Schwerpunkte von Tätigkeit und Publikationen: Mode und Textilien der Wiener Werkstätte, klassische Orientteppiche, Textilien des 19. Jahrhunderts, zeitgenössische österreichische Textilkunst.

**Christian Witt-Dörring**
Leiter der Möbelsammlung

Geboren 1950 in Wien. Studium der Kunstgeschichte und Archäologie an der Universität Wien. Promotion 1978 mit der Dissertation „Die Möbelkunst am Wiener Hof unter Maria Theresia 1740–1780". Seit 1977 am Österreichischen Museum für angewandte Kunst, seit 1979 Leiter der Möbelsammlung. 1983/84 Lektorat über Möbelgeschichte an der Universität Wien. 1986 Gastkurator am Art Institute of Chicago.
Schwerpunkte von Tätigkeit und Publikationen: Möbel des 18. Jahrhunderts, Biedermeiermöbel, Möbel der Zeit um 1900.

**Johannes Wieninger**
Leiter der Sammlungen Ostasien und Islam

Geboren 1954 in Wien. 1972–1980 Studium der Kunstgeschichte und Archäologie an der Universität Wien, Abschluß mit der Dissertation „Beitrag zur Geschichte der venezianischen Inkunabelillustration. Die Malermi-Bibeln". 1982 Stipendium am Österreichischen Kulturinstitut in Rom. Seit 1982 im Österreichischen Museum für angewandte Kunst, zunächst als Leiter der Außenstellen und der islamischen Abteilung, seit April 1985 als Leiter der Abteilungen Ostasien und Islam.
Schwerpunkt von Tätigkeit und Publikationen: Japanisches Kunsthandwerk des 19. Jahrhunderts, chinesische und islamische Keramik.

*Edwin Lachnit*, interimistischer Leiter der Möbelsammlung

Geboren 1950 in Wien. Nach der Matura mehrere Jahre als Angestellter tätig. Ab 1975 Studium der Kunstgeschichte an der Universität Wien, Promotion 1984 mit der Dissertation „Kunstgeschichte und zeitgenössische Kunst". Anschließend an einem Forschungsprojekt über Donatello beteiligt. 1986 Karenzvertretung an der Möbelsammlung des Österreichischen Museums für angewandte Kunst.
Mehrere Veröffentlichungen zur Methodologie der Wiener Schule der Kunstgeschichte.

# Inhalt